すぐ怠ける脳の動かし方

脳神経外科医が教える「すごい生産性アップ術」

菅原道仁

青春新書
INTELLIGENCE

はじめに

「もっと頑張れ。効率よくすればできるだろう？」

あなたの職場でも日々、このような声が聞かれるのではないでしょうか。

そう言われて、仕事に長い時間を捧げたり、身につけたビジネス・スキルを駆使したりして、心も体も絞り上げるようにしてアウトプットを出そうとしている人は多いでしょう。

しかし、頑張る人ほど、できることはあらかたやり尽くしてパフォーマンスはすでに高止まりしている状態です。

「もうこれ以上、頑張れない……」と感じている人も多いでしょう。その気持ち、すごくわかります。

できればもう少しラクにやりたい。けれど、より大きな成果は出さなければいけない。

このジレンマを解消する方法はあるでしょうか？

答えはもちろん、あなたの脳にあります。

実は、あなたの脳には、まだ使われていないリソースが眠っているのです。

ここで言うリソースとは、「私はAだから、Bはできない」と、あなたが無意識のうちに思い込み、いつの間にか決めつけてしまい、疑うこともなくなり、長い間ずっと使わずにいる「B」の部分のことです。

例えば、

「私は人見知り（A）だから、初対面の人といい感じで雑談（B）はできない」とか、

「自分は優柔不断（A）だから、リーダーシップをとる（B）なんて無理」とか、

「ハッキリものを言ってしまう性格（A）だから、繊細な言い方（B）はできない」とか。

では、そういう人たちは本当に「Bの能力」がないかというと、そんなことはありません。過去の経験から、なんとなく苦手意識を持った結果、脳が「Bの能力」はないと決めつけ無意識にブレーキをかけているのです。

「頑張っているのに、今ひとつ成果が上がらない」「行き詰まっている」という人は、こうした無意識の罠《わな》に陥り、既に持っている自分のリソースを使わずに放置している可能性があります。

私たちの脳は、38億年の進化の結果できあがった完璧な存在と思われがちですが、実は意外な落とし穴も含んでいるのです。

その代表的なものが、生物として生き残るために、とにかくタスク（作業）を少なくしようとする性質です。目の前につぎつぎに現れる状況をいちいち精査したり熟考していたらタスクが際限なく増えてしまいます。だから一度学習したことは、パターン化して決めつけ、次回からのタスクを減らそうとするのです。

「文系の人は数字が苦手なはず」と思ったこと、ありませんか？

これなどは、その典型例です。文系にも数字に強い人はいくらでもいますが、効率を優先するため、いちいちじっくり観察しないで「処理済」と早とちりしてしまう傾向があるのです。いわば「すぐに怠けてしまう」わけです（2章⑥参照。もちろん、怠け者という意味ではなく、生き残るためにタスクを減らしているという意味においてですが）。

定型的な作業の場合は、これがものすごい効果を発揮しますが、今のような変化の激しい時代、多様性が問われる時代にはともすると弊害がありますし、働く人にとっては、この「すぐに怠ける」という脳本来の性質が、能力の一部を封印してしまっているのです。

そこで、本書でお伝えしたいのが、怠ける脳が眠らせてしまった、あなたのリソースの見つけ方、さらに、見つけたリソースを使いこなすためのちょっとしたコツです。

まずは、あなたが自分の短所だと思っていることから、リソースを見つけます。

そのときに使うのが、**「リフレーミング」**というテクニック。

リフレーミングとは、物事を見る枠組み（frame）を変えて、別の枠組みで見直す（re-frame）こと。簡単にいうと、「視点を変える」ことです。

例えば、あなたが「優柔不断」（A）を短所だと思っているとしましょう。

でも、この短所（A）を異なる視点で見ると、「優柔不断でいつも判断に迷うのは（A）、瞬時にたくさんの可能性が見えるから。つまり、先読みに長けている（C）」ということになります。

こんなふうに、AをCへとリフレーミングすることで、「短所の陰に潜んでいた長所（C）」を見つけられるようになるんです。

この長所が、先ほどもふれた「リソース」です。

さらに本書では、眠っていたリソースを揺り起こして、動いてもらうためのアクションも紹介しています。これが、リソースを使いこなすためのちょっとしたコツです。

実際にリソースを使いこなせるようになると、今までできなかったことができるようになるため、仕事をこなすのがグッとラクになります。あるいは、人づきあいや新たなチャレンジなど、あなたが苦手としていることが、やっぱりグッとラクにできるようになります。

自転車で例えるなら、何かの影響でブレーキのゴムが車輪に接触したまま走っていた状態から、ゴムがパッと離れる感じでしょうか。

こうなると、これまでと同じ力でペダルを踏んでいても、スピードはグンと上がります。同じ労力でも、より速く、遠くまで行けるようになります。

さて、今のあなたには、どんな能力が眠っているのでしょうか？

あなたに潜む素晴らしい可能性を、これから一緒に見つけていきましょう。

あなたの「リソース」が見つかるチェックテスト

初めに、あなたに潜むまだ使われていない能力、リソースを見つけていきましょう。
次のうち、自分に当てはまる項目すべてに✓をつけてください。
✓をつけた項目に、リソースが潜んでいます。

A-① □「自分なんて（ダメだ）」と思うことが多い
A-② □二者択一でも、なかなか決められない
A-③ □頼まれると「NO《ノー》」と言えない
A-④ □ミスして怒られると、必要以上に傷つく
A-⑤ □喜怒哀楽が激しく、感情的になることが多い
A-⑥ □できている点より、できない点が目につく

カテゴリーAの✓：　　個

B-① □何か始めようとすると、「もし失敗したら…」と不安になる

B-② □「もっとお金があれば」「時間があれば」など、タラレバで考えることが多い

B-③ □「この仕事、向いてない」と頻繁に思う

B-④ □「自分は正当に評価されない」と感じることが多い

B-⑤ □「自分は正しい」「私は間違っていない」と正論を主張することが多い

B-⑥ □「男だから」「女だから」とよく言っている

カテゴリーBの✓… 個

C-① □敵をつくりやすい

C-② □雑談が苦手だ

C-③ □「他人に理解されない」と感じることが多い

C-④ □友人関係が長続きしない

C-⑤ □悩みを抱え込みやすい

C-⑥ □空気を読みすぎる

カテゴリーCの✓… 個

D－① □いつも睡眠不足だ
D－② □ギャンブルがやめられない
D－③ □浪費がやめられない
D－④ □スマホをやたらといじってしまう
D－⑤ □ストレスで暴飲暴食してしまう
D－⑥ □趣味や習いごとが長続きしない

カテゴリーDの✓… 個

E－① □先延ばし癖がある
E－② □残業は当然だと思っている
E－③ □ミスしたとき、つい言い訳をしてしまう
E－④ □好き嫌いで相手への態度を露骨に変える
E－⑤ □片づけられない
E－⑥ □ランチはだいたい、いつも同じものを食べている

カテゴリーEの✓… 個

F—①　□朝、もしくは夕方は頭が働かない
F—②　□集中力が途切れやすい
F—③　□目を酷使している
F—④　□常に全身がだるい
F—⑤　□「めんどくさい」が口癖
F—⑥　□休日も仕事が気になってリラックスできない

カテゴリーFの✔…　　個

リソース・チェックは以上です。あなたには、いくつのリソースが潜んでいたでしょうか？　リソースが多ければ多いほど、あなたが更に発展できる「伸びしろ」があるということですから、少しでも「当てはまるかもしれない」と感じた項目には、せっかくなので✔をつけておきましょう。ちなみに、ここまでに挙げたカテゴリーA〜Fは、それぞれ次の分野（次ページ）を表します。✔をつけた数を　　内に記し、その数字を、13ページのレーダーチャート（リソース・チェック）に記入すると、あなたの伸びしろがたくさん潜む場所が一目でわかるので、ぜひやってみてください。簡単ですし、けっこう面白いですよ。

リソース・チェック——あなたの伸びしろはここにあります！

カテゴリーA　性格　✓…　個
　　　　　B　思考の癖　✓…　個
　　　　　C　コミュニケーション能力　✓…　個
　　　　　D　生活習慣　✓…　個
　　　　　E　行動パターン　✓…　個
　　　　　F　体力　✓…　個

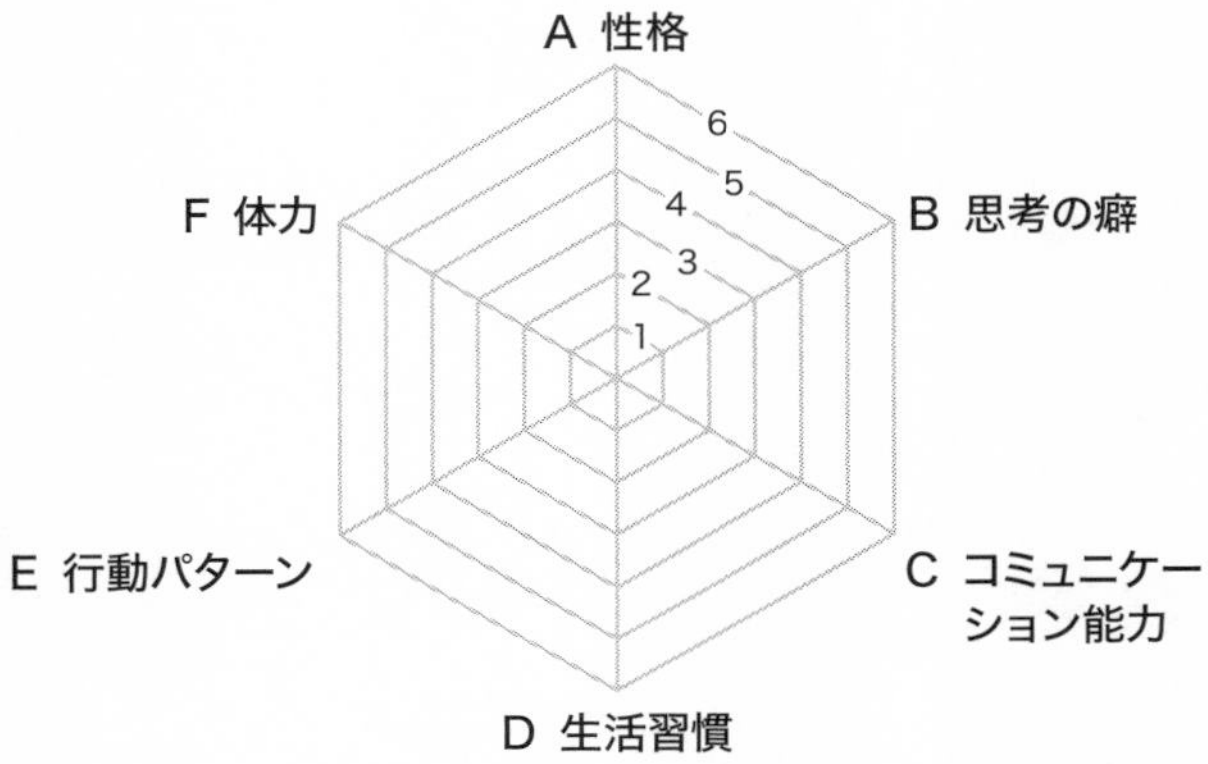
A 性格
B 思考の癖
C コミュニケーション能力
D 生活習慣
E 行動パターン
F 体力
1
2
3
4
5
6

次の章からは、あなたにどんなリソースが眠っているのか、そして、そのリソースを開花させるためのちょっとしたコツを見ていきます。

該当する箇所だけ読んで頂いてもかまいませんし、「身近にいるな、こういう人。彼（彼女）には、どんなリソースがあるんだろう？」という感じで読んで頂くのもいいと思います。

人のことがわかると、それに合わせてコミュニケーションの仕方を変えていけますから、よけいなストレスを減らせるかもしれません。

職場のストレスの大半は人間関係だと言われていますから、少しでもラクになると、仕事運びが徐々にスムーズになっていきます。

それでは、詳しく見ていきましょう。

目次

3章　「コミュニケーション力」がアップする新しい視点

4章　「変えたい習慣」に潜む突破力

5章　「行動パターン」から考える脳の動かし方

6章　「体力」で〝伸びしろ〟はここまで広がる！

編集協力　杉本尚子

1章 「性格だから」を裏返すと〝怠ける脳〟が目を覚ます

①「自分なんて（ダメだ）」と思うことが多い

ここからはあなたのリソース、伸びしろを見つけていきましょう。

「でも……とっくに大人になっている自分に、伸びしろなんてあるんだろうか？」

「私なんて、どうせダメだし……」

そう感じたあなた、いい調子ですよ！

自分の中のネガティブで触れたくない部分、脳が怠けて無意識に使わずにいるところにこそ、まっさらな伸びしろが潜んでいるものです。

リフレーミング❶ 身の丈を知っている

そもそも、「自分なんて」が口癖の人は、顕在的にすばらしい能力を持っています。

それが、ある程度「身の丈を知っている」ということ。

これは、するどい分析力や洞察力がすでに備わっているということです。

◆〇〇なヤツほど、自信満々⁉

少し話はそれますが、**「ダニング＝クルーガー効果」**というのをご存知でしょうか。

これは、「能力が低い人ほど、自分を過大評価する」という、認知バイアスのひとつです。

つまり、「バカなヤツほど、自信満々」。

ちなみに認知バイアスとは、思い込みのことです。

この効果を提唱した米国・コーネル大学のダニング博士とクルーガー博士は、能力の低い人間が自分のことをすばらしいと思い込む理由を、自分の能力が不足していることを認識できなかったり、他者の能力を正確に見極められないからだとしています。

「あいつ全然ダメ」が口癖の人は、このバイアスに強く捉われていると言えるでしょう。

逆に言うと、**「自分なんて」と言いがちな自己肯定感が低めの人は、自分の能力がどれほどのものか、他者の能力がどれほどすばらしいか、そこそこ正確に理解しているわけです。**

これは、先ほども言ったように、分析力や洞察力に長けているから。

正確な分析力や洞察力は、仕事をぬかりなく進めるための、そして、人が成長する上での基本です。あなたが今持っているこのすばらしい能力は、ぜひ大切にしてください。

◆SNS時代、他人の成功ばかり見ていると……

とはいえ、あまりにも「自分なんて」と卑下しすぎると、大きな問題が出てくることもあります。「今の自分はイマイチ」という現状認識を成長のためのバネにできればよいのですが、「自分なんて、何をやったってどうせたいした結果は残せないんだから」と考えると、前進する気がなくなってしまうからです。

特に、SNSが急速に普及した近年は、「自分なんて」と感じる自己肯定感の低い人が増えています。

インスタグラムやフェイスブックに投稿された、よそ様のやたらとキラキラした姿が、「この人はこんなにイケてる。それに引き換え、自分は……」と自己卑下する気持ちに拍車をかけるからです。SNSの中ではみんな、最先端のプロジェクトに携わっていたり、有名人と一緒だったり、海外にいたりして、とにかくキラキラしてますからね。

しかし、他人の成功ばかり見つめていると、自分の能力を過小評価するようになります。過小評価された能力は、自分の中で「無し」となり、磨かれる機会を失うこともあります。

本当は、磨けばそれなりに光る武器だったかもしれません。

例えば、英語が好きで、コツコツ勉強している人がいたとします。ところがある日、英語がペラペラの同僚の仕事ぶりを見て、「努力しても、とてもあそこまでは」と落ち込んで、勉強をやめてしまったとします。

もしあきらめずに続けていれば、同僚ほどペラペラにはなれなくても、簡単な商談くらいはできるようになっていたかもしれませんし、仕事で使えるレベルにはなれなくても、海外旅行で不自由しないくらいの英会話力は手にしていたかもしれません。あるいは海外に恋人ができていたかもしれません。

武器をまったく持っていないのと、それなりでも光る武器を持っているのとでは、世の中を生き抜く戦闘力がまったく違いますよね。

アクション❶ 他人の成果は無視して、自分の武器磨きに専念する

だとすると、「自分なんて」と言いがちなあなたのリソースは、他人の成果は無視して、自分の武器磨きに専念することです。

「自分なんて」という言葉は、他人との比較から生じます。

他人と比べるのをやめて、どんなに小さくても自分だけの成功体験を積み上げられるようになると、あなたの人生の可能性がこれまで以上に大きく開けるのです。

◆あなたの武器を見出す「リフレーミング」……「ツァイガルニク効果」を活用

そうはいっても、染みついたものの見方を変えるのはなかなか難しいものです。「はじめに」でもふれましたが、こんなときに使えるのが、リフレーミングです。

リフレーミングとは、今の認識のフレームとは違うフレームでものを見ること。

「もう～歳」と考えると妙に切羽詰まった感じになりますが、「まだ～歳」と視点を変えると、将来のためにできることがいろいろ思い浮かんできませんか？　こんなふうにフレームを変えると、これまで視野に入らなかった可能性もパッと見えるようになるわけです。

そこで、「自分なんて」が口癖のあなたをリフレーミングしてくれる、マジック・ワードをお伝えしましょう。

それが、「けど、本当は……？」です。

「自分なんて」と言っている自分に気づいたら、すかさず「けど、本当は……？」とつけ加えるようにします。

私たちの脳には、「途中でやめられると、気になってしかたがない」と強く感じる傾向があります。たとえば、「クイズの答えは……ＣＭのあと！」と言われると、なぜかＣＭが終わるのを待ってしまうアレです。これを心理学で**「ツァイガルニク効果」**と言います。

つまり、中途半端な逆説の問いかけをすることで、「ダメだと思っいてる自分の、本当は……ここがすごい！」という点を強制的に見つけ出すのです。

「自分なんて大きなプロジェクトには関われないけど、本当は……地元限定のプロジェクトにはがっつり関わっている！」とか。

「本当は」以降は、磨けば光るあなたのアイテム（武器）。ぜひ磨きをかけたいところです。

◆100ではなく、1を積み上げられる強さ

見つけたアイテムを磨く際は、いきなり100を目指すのではなく、まず一歩踏み出すことを大事にするとよいと思います。

「自分なんて」が口癖の人の中には、「キラキラしている人は100点、自分は0点」と考えて、追いつくための目標に一気に100を掲げ、気後れして歩き出す前に挫折してしまう人が多くいます。

そんなあなたの伸びしろは、繰り返しになりますが、人との比較をやめて、まず自分の「1歩」を始めることです。あなたの人生を生きられるのは、当たり前ですが、あなただ

け。他の誰でもない、自分のための1歩を積み重ねられるようになれば、いつか自分だけのアイテムを手に入れられます。そして、それはあなたが思っている以上に、役に立つはずです。

リフレーミング❷ 「先読み力」が備わっている

さて、ここまで読んでみて、こう思った人もいるはずです。

「でも、『自分なんて』っていう人の中には、身の丈がわかっているというより、自分をやたらと低く見積もっている人もいるよな」と。

例えば、すごく仕事ができるのに「自分なんて全然……」と言う人です。

このように自分の実力や価値を認められない傾向を**「インポスター症候群」**と言います。

インポスター（Imposter）とは「偽物・詐欺師」のこと。

インポスター症候群の人は、自分の実力で成功しても「たまたま運がよかっただけで、自分の実力じゃない（つまり自分は偽物だ）」と思い込む傾向があります。そう考えて振る舞うことで、他人からの妬みを回避したり、失敗したときに「やっぱりあいつダメだ」と言われたときのダメージを避けようとします。自己肯定感の低さから、他人からの攻撃の気配にやたらと敏感なのが特徴です。

しかし、「こう振る舞ったら、自分が誰かに攻撃されるだろう」とつい考えてしまうのは、もともと鋭敏な「先読み力」が備わっているから。先読みは、リスクヘッジに欠かせない重要な能力です。ですからこの能力自体は、ぜひ大切にしてください！

そしてこの場合の伸びしろは、「自分はできる」とちゃんと認めることです。自分が頑張ってきたことを過小評価し続けると、いつしかやる気を失ってしまいます。インポスター症候群の人には、もともと生真面目な努力型が多いので、やる気さえ継続できれば、優れたキャリアをどんどん重ねていくことができます。

アクション❷ 褒《ほ》められたら「ですよね！」が正解

そのためには、誰かに褒められたら、「いえいえ自分なんて」と言いたくなる気持ちをグッとこらえて、「……ですよね！」と素直に受け取る癖をつけることが大事です。続けるうちに少しずつ力みが抜けて、実力をのびのびと発揮できるようになっていきます。

②二者択一でも、なかなか決められない

「お昼は、蕎麦にするか、カツ丼にするか……」

「この仕事を先にやったほうがいいかな、いや、やっぱりあっちを先にしたほうが……」

こんなふうに、私たちはときとして優柔不断になります。

リフレーミング　**「先読み」ができる**

これは、先ほどの「自分なんて」の人と同じく、「先読み」ができるから。

この場合の先読みに大きな影響を及ぼすのが、心理学でいう**「損失回避性」**です。

これは私たちの脳に備わっている、「得するよりも、損が嫌」という傾向のこと。行動経済学者のカーネマン博士とトヴェルスキー博士の研究により、私たちは、**得ることよりも失うことの心理的影響を2〜2・5倍ほど強く感じる**ことがわかっています。

かつて人類の祖先が狩猟を行って暮らしていた時代、大きな得を狙うより、小さな獲物も見逃さず取りっぱぐれなかった祖先が生き延びたのでしょう。その子孫である私たちは

小さな可能性であっても「見逃したくない、損したくない！」となるのです。

この「損失回避性」は、生き延びるために必要な、すばらしいリスクマネジメント能力。

ですから、ぜひとも大切にしてください。

◆二番じゃダメなんです！

一方で、先読みに長けているからこそ困ることがあります。

それが、なかなか決断できずに、優柔不断になること。

選択肢が次々に思い浮んでしまい、自分が思う最適解になかなかたどり着けないのです。

この手の人たちが仕事をする際は、綿密なデータ収集を時間をかけて行い、じっくりとメリットとリスクを検討してから、ようやく行動を起こす傾向があります。

しかし、そうしている間に、ずっとあたためていた企画とほぼ同じものを他者に出されたり、サービスや商品開発で他社に後れを取ったりします。いわゆる「機会損失」です。

『先にしくじる』（日経BP）の著者である山崎裕二さんは、その著作の中で、**問題が起こす影響 × 決断までにかかる時間＝損害の量**としています。

同じ失敗をするにしても、決断するまでにかけた時間が長ければ長くなるほど、損害は大きくなるというわけです。

例えば、1日かけて考えた企画と似たものを他者に出されても「あっ、出されちゃった」と少しがっかりする程度で済みますが、これが半年練った企画なら悔やんでも悔やみきれませんし、それまでにかけた時間やデータ収集等の労力や金額は、大変なものになっているはずです。まさに、善は急げ、思い立ったが吉日。

それに、もしあなたやあなたの会社が一番にアイディアを出して、特許取得や商標登録を行えば、二番以下からパテント料が取れます。かつて「二番じゃダメなんですか」という発言が話題になりましたが、そういう意味でもやっぱり、二番じゃダメなんです。

アクション　とりあえず決めて動く癖をつける

そんなあなたの伸びしろは、もちろんスピーディーに決断できるようになること。

そのためには、「とりあえず決めて、動いてみる癖」をつけるのがポイントです。

例えば、ノープランでごはんを食べに行く、計画を立てずに旅に出てみる、など。

その際も、メニューが決められないならコインを投げて「表ならAランチ、裏ならBランチ」としてもいいし、行き先が決められないなら壁に地図を貼ってワイルドにダーツで決めてもいいと思います。

そうして実際に動いてみると、たいていのことは「すごく良いか、すごく悪いか」ではなく、「やや良いか、やや悪いか」に落ち着くことがわかるでしょう。

慎重すぎてなかなか動けないあなたは、「決断を早めても、思ったよりも損しない」と実感することが大切です。

万が一、「失敗した」と思うものに当たった場合は、かの発明王に学びましょう。

トーマス・エジソンは、「私は実験において失敗など一度たりともしていない。この方法ではうまく行かないということを発見してきたのだ！」と言っています。

さすが、１３００もの発明等を成し遂げてきた人は強気です。

迅速な決断力は、リーダーシップにも通じます。

決断力が欲しければ、まずはあまりお金のかからないランチなどで、すばやく決める癖をつけてみてください。

③頼まれると「NO《ノー》」と言えない

「人に頼まれると、断れない」という人はたくさんいますね。

リフレーミング　優しく、苦労を厭《いと》わない

このタイプの人には、相手の立場や状況を思いやれる、優しい人が多いもの。また、「自分にできることなら、せっかくだから……」と頼まれごとを成長の機会と捉えて、多少の苦労は厭わないところもあります。こんな人が同僚なら、心強いし、すごく助かります。感謝されることも多いでしょう。

とはいえ、本人にしてみれば、よいことばかりではありません。

本来なら断っても問題ないことまでつい引き受けてしまい、残業続きになったり、せっかくの休日に行きたくない集まりや飲み会に参加することになったり。ものすごく疲れますし、ストレスだって溜まります。断れない人の中には、「休む時間が欲しい」「自分のための時間が欲しい」と思っている人が少なくないはずです。

アクション　気乗りしないときは断り、自分のために時間を使う

そんなあなたの伸びしろは、「気乗りしないときは断り、自分のために時間を使うこと」。しっかり休養を取ることや、好きなことに打ち込んで何かを学ぶことは、仕事のみならず人生の生産性を高めるためには欠かせないことです。

そのためには、断っても問題のない気乗りしない依頼は、ぜひ断るべきでしょう。

そもそも、脳的に見ると、気乗りしないことをやっても、ひとつもいいことがないのです。

私たちのやる気は、脳の側坐核《そくざかく》から分泌される脳内物質「ドーパミン」によってもたらされます。ドーパミンは、報酬への期待を感じて動くときに、大量に分泌される物質です。

報酬とは、自分が好きだったり興味があったりして気持ちがウズウズするもののこと。好きなアーティストのライブに行くときや、贔屓《ひいき》のスポーツチームの応援に行くとき、給料が上がりそうなときにワクワクするのは、ドーパミンのせいです。

また、**ドーパミンは、脳内で短期記憶や処理能力をつかさどるワーキングメモリとも深い関わりがあり、分泌量が増えると、情報処理や計画力が高まることもわかっています。**

これが気乗りしないこととなると、ドーパミンが分泌されないため、記憶力も処理能力も落ちますし、モチベーションも湧いてこないのです。

ちなみに、飲み会など人の集まる誘いを断らない人の中には、「断らないほうが、チャンスや人脈に恵まれるのではないか」という期待があって顔を出している人もいるでしょう。

ただ、この場合も気乗りがしなければ、意味がありません。

あなたのモチベーションが低いと、「気分一致効果」で、つまらないことしか目に入らないからです。

◆「気分一致効果」とは

「気分一致効果」とは、気分と思考が一致しようとする心の傾向のこと。楽しいときはポジティブなことが目につき、イライラしたり落ち込んだりしているときはネガティブなことばかりが目につくのはこのためです。

例えば、あなたの目の前によくしゃべる人がいるとします。あなたが楽しいときは、その人のことを「場を盛り上げてくれる、賑やかな人だな」と感じますが、イライラしているときなどは「うるさくて、気を遣えない人」と感じるのではないでしょうか。つまり、乗り気しないで人に会っても、その人のよいところを見出すのが難しいわけです。

ですから、どちらにしても、気乗りしないことは、断るのが得策と言えます。

◆断られても、怒らない

では、気乗りしないことをどうやって断ればよいのでしょうか？

断れない人は、「断ったら相手が気分を悪くするのでは？」「嫌われるのでは？」というふうに考えがちです。

しかし、そう考えるのは、自分と相手を**「同一化」**しているせい。

人間には「他人も、自分と同じような感じ方や考え方をするだろう」と思い込む傾向があります。これが同一化です。

しかし、これは単なる思い込み。**あなたが頼みごとを断られたらイラッとするからといって、相手も同じようにイラッとするとは限らないのです。**

というよりも、ここがポイントなのですが、あなたは生真面目なだけに、頼みごとを断られたらイラッとする人なのです。そこに気づいて、「私は頼みごとを断られても怒らない。断られても理由を問い詰めない」と心に決めましょう。すると、やはり同一化で、相手のことを「断っても怒らない人かも？」と感じられるようになります。その結果、断るのがどんどんラクになっていきます。

「断る力」を身につけて、休養をしっかり取りましょう！

④ミスして怒られると、必要以上に傷つく

ちょっとした仕事の失敗をズルズルと引きずってしまい、立ち直れない。あるいは、一度注意されて落ち込むと、なかなか気持ちを切り替えられない。いわゆる「打たれ弱い人」は少なくないようです。

リフレーミング　自分に期待できる

しかし、打たれ弱いのは、「自分への期待度が高い」ということでもあります。「自分には、これくらいはできるはず」と考えるレベルが高いわけです。

このように、自分の潜在能力を信じられるのはすばらしいこと。やる気はここから始まります。ですから、自分に期待することは、決してやめないでください。

◆できない自分を受け入れないと……

とはいえ、打たれ弱い人の中には、落ち込んだ気持ちを切り替えられずに深酒する人や、

翌朝起き上がれなくなる人、「もう会社に行きたくない」と出社拒否をする人もいます。

ここまで極端でなくとも、ミスを注意されたことにドギマギして脳がフリーズしてしまい、まったくアイディアが出てこなくなる、という人もいるでしょう。

そして何より問題なのは、「自分はこれができない」と受け入れないと、いつまでたっても成長できないことです。

つまり、打たれ弱い人の伸びしろは、「自分はこれができない」と受け入れること。

打たれ弱い人は、もともと目標設定を高くとれる人です。折れない心さえ手にできれば、自らの向上心に従って、どんどん伸びていくことができるんです。

◆**仕事≠自分**

そもそも、なぜ打たれ弱い人は、仕事のミスを注意されるとひどく傷つくのでしょうか?

これは、「仕事」と「自分」を、同一視しているからです。

人は、時間や情熱などの労力を注げば注ぐほど、注いだ対象に感情移入して、自分を投影しがちになります。つまり、「仕事＝自分」となるわけです。

ときどき、自分の趣味を否定されて激しく怒る人がいますが、これも「趣味＝自分」となっているから。そのため、仕事や趣味を貶《けな》されると、イコールの自分まで貶されているような気がして傷つくのです。

アクション❶ 「○○が、ダメなんだな」で仕事と自分を切り離す

でも、仕事も趣味も、自分そのものではありません。

上司に「この企画書、ぜんぜんダメ」と言われたからって、「お前、ぜんぜんダメ」と言われているわけではもちろんありません。

「それはわかってるんだけど、反射的に、自分まで否定された気になっちゃって…」

というあなたは、新たなマジック・ワード、「○○が、ダメなんだな」で対処しましょう。

ダメ出しされたときに、「『この企画書』が、ダメなんだな」と心で言うようにすると、自動的に「ダメなのはこの企画書であって、自分自身ではない」と思えるようになります。自然に「ダメ出しされた仕事」と「自分自身」を切り離せるのです。

さらに、「ご指摘、ありがとうございます！」と相手に言えればパーフェクト。

お礼を言うことで、ダメ出しだと思っていた言葉がリフレーミングされて、アドバイスとして受け取れるようになります。「この企画書、全然ダメ」が、「いい企画書の書き方が別にあると教えてもらえた！」に脳内変換されるのです。

打たれ強い人は、この手の自動変換をしています。

だからどんなときも笑っていられるのです。

アクション❷「切り替え力」を高めるセロトニンを増やそう

ちなみに、気持ちの切り替えが下手な人は、「セロトニン」が不足していることもわかっています。セロトニンは、脳内で働く神経伝達物質。平常心や適度な緊張感を維持して、落ち込む気持ちを上向きに切り替えてくれます。

このセロトニンをしっかりと分泌するために必要なのが、「日光」「リズム運動」「スキンシップ」。ですからダメ出しされて落ち込んだときは、休憩時間にウォーキングをしながら、公園などでひなたぼっこなどするとよいでしょう。

仕事が終わったら家族や恋人と触れ合ったり、ペットと過ごすのもお勧めです。週末に実家の犬や猫を撫でに行く、というのもすごくいいと思いますよ。

⑤喜怒哀楽が激しく、感情的になることが多い

リフレーミング 「表情豊かで、表現力がある」という才能

自分の感情をストレートに表現できる素直な人は、ある意味では、付き合いやすい人と言えます。周りからすると、ひと目でその人の気分がわかるので、「あ、この人はこれをすると喜ぶな」「ここに触れると怒るんだな」と距離感を測りやすいからです。

また、表情豊かで愛嬌があるのも特長です。表現力もあるので、プレゼンにうまく気持ちを乗せられれば、単にデータを示すよりも説得力をもって話すことができます。この点はあなたのあっぱれな才能です。ぜひ大切にしてください！

◆感情的になると、仕事ができなくなる

一方で、感情的になりすぎて怒鳴り散らしたり泣きわめいたりと、手のつけられない人になってしまうと困りものです。「パワハラ上司」あるいは「面倒な部下」と思われてしま

うかもしれません。

何より、感情的になりすぎると、仕事ができない人になります。

感情的になると、「仕事の課題を解決する」というもともとの目的が、「自分の感情を周囲に受け入れさせる」にすり替わってしまうからです。

部下によりスムーズなやり方を提案されて「俺の言うことが聞けないのか!」とキレてしまったり、上司から「こうしたほうがいいんじゃない?」と改善案を提示されて「頑張ったのに責めるなんてひどい……」と泣いたりするのは、いずれも課題解決より自分の気持ちを通そうとするやり方です。

だとすると、あなたの伸びしろは、「冷静になり、課題をすり替えない」こと。

これができるようになると、滞りがちだった仕事が面白いように進むようになるんです。

◆前頭前皮質はスロースターター

ちなみに、感情的になりやすい人は、脳の「前頭前皮質」の働きが弱くなっていることがあります。前頭前皮質は、いわゆる理性を司る場所。欲望や感情をコントロールして、興奮を抑えてくれるのが前頭前皮質です。

しかし、ストレスがかかると前頭前皮質は、大脳辺縁系に意思決定の機能を受け渡してしまいます。

大脳辺縁系は、食欲・性欲・睡眠欲や喜怒哀楽など、人間の本能を司る部分。そのため、前頭前皮質が弱っている人は、自分の欲望や感情を優先させてしまうのです。

アクション 別のことを考える

では、どうすれば前頭前皮質を活性化して、「怒りたい」「泣きたい」など本能に根差したネガティブな感情を制御できるのでしょう？

これ、意外と簡単で、ほんの一瞬、別のことを考えればよいのです。

前頭前皮質はスロースターターで、動きだすまでに少し時間がかかります。その間だけ、あなたの感情を刺激する対象から意識をそらせばよいのです。

もし同僚の言動にイラついたり傷ついたりしたら、「こんなとき、尊敬するあの人なら？」と考えてみるのもよいでしょう。自分の視点を離れ、尊敬する人の視点を想像することで、意識は瞬間的に感情を刺激する対象から離れます。また、「尊敬するあの人なら……」と考えて振る舞うことで、なりたい自分に近づけるので、この方法はとてもお勧めです。

⑥できている点より、できていない点が目につく

世の中には、二種類の人がいます。加点法で考える人と、減点法で考える人です。

リフレーミング 「神を細部に宿らせる」という才能

完璧主義なあなたは、もちろん後者。ゆえに仕事が丁寧で、周りからの評価も高いでしょう。「神は細部に宿る」を実践している、もしくは実践しようとしている人です。

徹底的にこだわり妥協しない姿勢は、何ものにも代えがたい、あなたの輝かしい才能です。これからも、ぜひとも大切にしてくださいね！

◆いつまでも仕事を手放せない

さて、一見すると非の打ちどころがない完璧主義な人ですが、こだわりの度が過ぎると、いつまでも仕事を手放せず、締め切りが過ぎてもなかなか成果物を出せなくなることがあります。

また、すべての仕事を完璧にこなそうと頑張りすぎて、なかなか帰れず残業や休日出勤が続き、果てはうつ病に……というケースもめずらしくありません。

このような完璧主義の人がマネージャークラスになると、部下の仕事を重箱の隅をつつくようにチェックすることもあるため、部下まで残業続きになります。こうなると、みんな疲れてしまいますね。

だとすれば、あなたの伸びしろはもちろん、「ほどほどに力を抜くのを覚える」こと。限られた時間で成果を上げてこそ、デキるビジネスパーソンというものです。

では、完璧主義の人は、どうやって力を抜けばいいのでしょう?

◆質を担保するのは「量」だった!

完璧主義なあなたに力を抜いてもらうために、『失敗の科学』(マシュー・サイド著/ディスカバー・トゥエンティワン)に掲載されている実験についてお伝えしましょう。

ある陶芸クラスで、生徒を二組に分け、それぞれのグループには、

・評価は作品の「質」でする

・評価は作品の「量」でする

と伝えました。

さて、クラスの最終日。二つのグループのすべての作品のうち、もっとも質の高い作品を出したのは、いったいどちらのグループの生徒だったでしょう?

なんとなく、「こだわって丁寧につくった『質』のグループの生徒では?」という気がしますよね。ところが、もっとも高い質の作品をつくったのは、なんと「量」のグループの生徒だったのです!

「量」のグループの生徒は、実際に何度も作品をつくって試行錯誤を重ねることで、どんどん質を上げていくことに成功しました。

一方の「質」のグループの生徒は、完璧な作品をつくろうとするあまり、手を動かすより頭を使うことに時間を割きすぎて、満足な仕上げも作品の改良も、し損ねてしまったのです。

そもそも、万人が満足する「完璧」な状態など存在しないわけですが、だとしても、完璧を手放したほうが、より高い品質に近づけるというのは、すごく面白いですよね。

アクション　必要な部分にだけ、こだわろう

このことをよく実践しているのが、ＩＴ系企業です。

ＯＳやアプリをリリースする際は、とりあえずそこそこ使える製品を出し、その後に何度もアップデートを重ねて、ユーザーの快適性を追求し続けます。初めから完璧な製品づくりを目指すといつまでたってもリリースできませんし、たとえその時点で「完璧だ」と思えるものをつくれたとしても、時代の流れが加速する今、たちまち古くなってしまいます。

ですから、期限が来たら「これぐらいでいいや」「えいやっ！」と切り上げる気持ちも大切なんです。

重要なのは、持ち前の完璧さを注ぐポイントを見誤らないこと。すべてにこだわろうとするのではなく、必要な部分にだけ、徹底的にこだわるとよいと思います。

経営の神様と呼ばれるピーター・ドラッカーの言葉に、「何事かを成し遂げられるのは、強みによってである。弱みによって何かを行うことはできない」というものがあります。

完璧主義の人が、こうした加点方式を意識できるようになれば、まさに鬼に金棒です！

2章 「考え方の癖」が生産性につながるコツ

①何か始めようとすると、「もし失敗したら…」と不安になる

さて、ここまでは、あなたの「性格」の中の伸びしろを見てきました。

ここからは、「思考の癖」の中の伸びしろを確認していきましょう。

思考の癖とは、出来事に対する、人それぞれの受け止め方の傾向のこと。

同じ出来事を目の当たりにしても、その受け止め方は、人によってまったく違います。

同僚にミスを指摘されて、「大きな事故に繋がる前に見つけてもらえてよかった」と受け止めるAさんのような人もいれば、「こんな部分でミスするとは、自分はなんてダメなんだ……」と受け止めて心が折れてしまうBさんのような人もいます。

こうした思考の癖のせいで、能力を発揮できるチャンスを目前にしても、適切に動けなくなってしまうBさんのような人はとても多いようです。

でも、考えてみるともったいない話です。

まったく同じ出来事を体験して、Aさんは気軽に次の適切な一歩を踏み出せるのに、B

さんはそれができず、同じところで足踏みを繰り返してしまうわけですから。

けれど、大丈夫です！

Bさんにとっては、踏み出せなくなってしまう思考の癖の中に、まだ使われずにいるまっさらな伸びしろが潜んでいます。では、Bさんのように、思考の癖によって立ちすくんでしまう人は、どんな伸びしろを携えているのでしょう？

リフレーミング 「先読みができる」という才能

チャンスを目前にしても適切に動けない思考の癖として代表的なのが、「何か始めようすると、『もし失敗したら……』と不安になる」というものでしょう。

やりたいことはあるけれど、失敗がチラついてなかなか動けない。

「どうせ失敗するんだから」と漠然と思っているうちに、あきらめ癖がついてしまった。

そんなあなたも、この思考の癖を抱えています。

失敗がチラついていざというときに動けなくなるのは、1章でご紹介した「二者択一でも決められない」優柔不断な人と同じで、すばらしく「先読み」ができるからです。

動き始める前に「こう動いたら、ああなるだろう」とたくさんの選択肢と結果が見えるのは、リスクマネジメント能力に長けている証拠。先読み力自体は、有能なビジネス・パーソンに必要不可欠な能力ですから、ぜひとも大切にしてください！

◆「動かないこと」を選択?……「学習性無気力」とは何か

しかし、やたらと失敗がチラつく人の場合、思考の癖で失敗する結果ばかりに注目してしまい、成功する結果を探さなくなってしまうという問題があります。

例えば、

「今回の新商品、これだけの予算じゃPRも満足にできないし……うまくいきっこない」

「お金をかけてPRしたとしても、パッケージのデザインが地味だし……目立たないよ」

「そもそもこのジャンルの商品は、今、買う人が少ないから……」

という具合です。

一見すると、成功しない理由を積極的に探しているかのようにも見えますね。

なぜこのような思考の癖がついてしまったのでしょう?

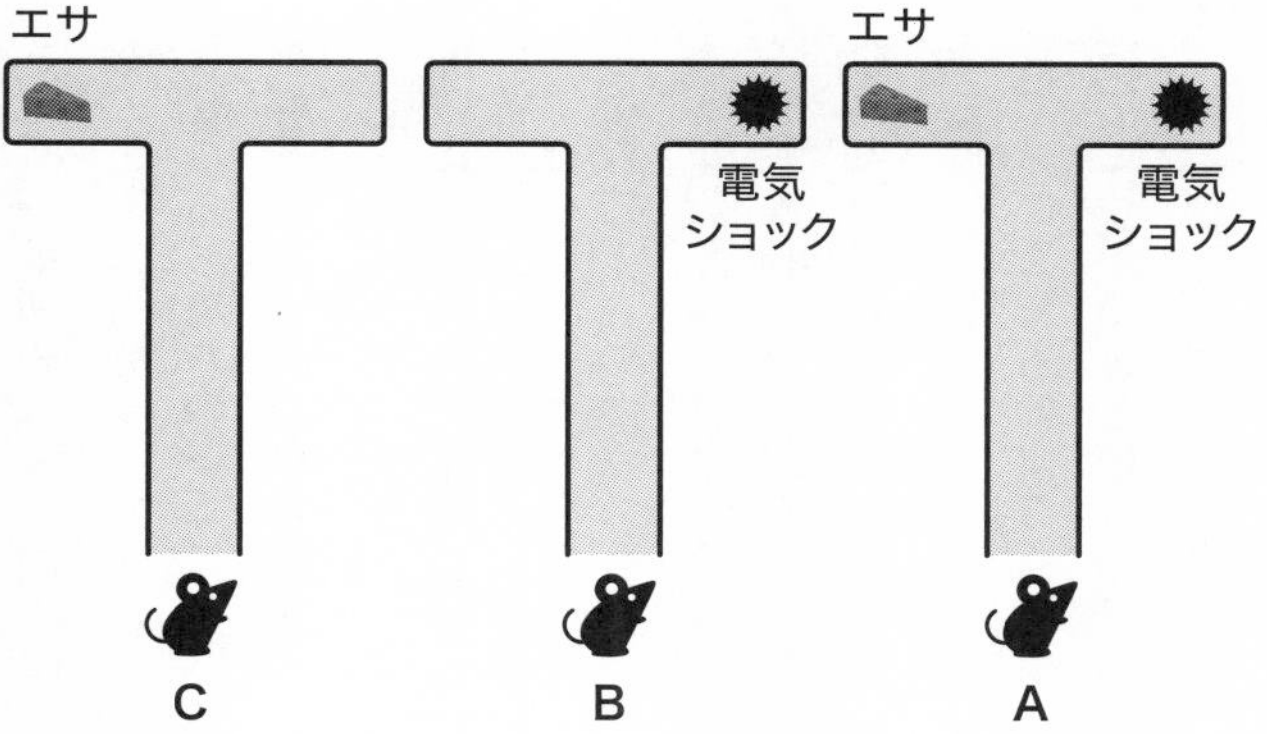

そのことを象徴する実験が、心理学者の植木理恵先生の著書『シロクマのことだけは考えるな！』（新潮文庫）で紹介されています。

ある実験で、ネズミを3匹用意して、それぞれ別々にT字型の迷路に入れました。

ネズミには、T字の下からスタートしてもらい、左に曲がることを覚えてもらいます。

そのために実験では、T字の横棒の両端に、次のものを設定しました。

A：左にエサ、右に電気ショック
B：左には何も置かない、右に電気ショック
C：左にエサ、右には何も置かない

さて、一番初めに左に曲がることを覚えたのは、どのマウスでしょう？

なんとなくAのような気がしませんか？

なぜなら私たちの多くは、成功したら褒められ、失敗したら怒られる、「アメとムチ」式の指導を受けてきたからです。

ところが、何度実験を繰り返しても、一番早く覚えたのは、なんとC。成功したら報酬が得られ、失敗しても何も起こらない、アメとムチならぬ「アメと無視」で学習を行ったマウスだったのです。

ちなみに、Aのマウスも、Bのマウスも、実験を繰り返すうちに微動だにしなくなりました。電気ショックというムチを恐れて、動かなくなったのです。しかも、AとBのマウスには、胃潰瘍ができていたそうです。学習の面からすると、ムチって振るってもいいことないんですね……。


さて、ここでものすごく重要なのは、**何度かムチを浴びてしまうと、Aのマウスように、一方にエサがあるとわかっていても動かなくなる**ことです。こうしてやる気を失った状態を、**「学習性無気力」**と呼びます。

実は、「何かをしようとするたびに、失敗がチラつく」という人は、学習性無気力から、一歩踏み出せば目指す報酬が得られることがわかっていても、動かないことを選択するようになっていると考えられます。

ちなみに、「やりたいことが何も思い浮かばない」という人も、やはり学習性無気力から、欲望に対して脳がフリーズしているのかもしれません。

ということで、常に失敗がチラつく人の伸びしろはここ。

過去に受けたムチで無気力になっている自分に気づいて、ムチから自由になることです。

アクション 「モデリング」で理想の人の脳をコピーする

では、どうすればムチの痛みを忘れて、気軽に動けるようになるのでしょう?

お勧めしたいのが、「モデリング」という手法。

モデリングとは、憧れの人を真似ることです。

あなたが「こんなときは、こう反応したい」という理想通りに行動している人を探して、その人の言動を観察し、真似てみてください。

すると面白いことに、**あなたの脳に、理想の人の脳神経回路を、実際にコピーすること**

ができるのです。

脳には**「神経可《か》塑《そ》性《せい》」**という、学習する仕組みが備わっています。特定の言動を繰り返し行うと、脳の中にその言動専門の神経回路ができて、スムーズに反応できるようになります。

これが、脳神経の可塑性（変化する力）です。はじめはうまく蹴れなかったサッカーボールも練習を続ければうまくドリブルできるようになったり、パソコンのキーボードのブラインドタッチができるようになるのは、学習により、私たちの脳にそのための専用回路ができるからなんですね。

ですから、まずはあなたの身近にいる、成功の可能性を見出すのが上手な人の言動をモデリングして、脳に気軽に動ける人の神経回路をコピーしてしまいましょう。

◆ハードルは思い切り下げる

ただし、真似を始める際のポイントは、思いっきりハードルを下げること。

スケートを始めたばかりの人が、羽生選手の練習を真似ようとしても、おそらくターンひとつできずに、心が折れてしまいます。高すぎる目標設定は心をポッキリと折り、やる気を奪うのです。

ですから、まずは簡単に真似ができる、「返答の仕方」などから見習うとよいでしょう。「なるほど、上司から返事を迫られたときは、あせってその場で答えるのではなく、『少し時間をください』と返せばいいのか」など。

小さなハードルをたくさんこなすうちに、いつしかムチの怖さも薄れ、気軽に前に進めるようになっていきます。

「学習性無力感」は、言葉通り、後天的な「学習」で身についたもの。
ですから、別のやり方を学習することで、気力を取り戻すことができるんです。

②「もっとお金があれば」「時間があれば」など、タラレバで考えることが多い

いつも同じところで足踏みしてしまう人の中には、「タラレバ思考」の人もいます。

「もっと時間があれば、いいプレゼン資料がつくれたのに」
「もっと給料がよければ、やる気も上がるのに」
「もっと物分かりのよい上司なら、仕事がスムーズに進むのに」
「もっといい家に生まれて、高い学歴があれば、仕事が……」

確かにこんなふうに、自分の力ではどうにも変えられない環境要因は、いつだって存在するものです。ですから、追い詰められたときほど「タラレバ思考」に陥ってしまうのは、ある意味では仕方のないことでしょう。

リフレーミング 自分のハードルを認識できている

それはさておき、タラレバ思考に陥る人がすごいのは、今の自分の障壁が何かをしっかりと認識している点です。現状を認識する力は、成長には欠かせない大切な要素。これを持っているのは、すばらしいことです。ぜひ大切にしてください！

◆当事者意識を薄くする「後知恵バイアス」

ただし、気をつけなければいけないのは、「タラレバ」を考えてしまうのは、「後知恵バイアス」のせいかもしれないということです。

後知恵バイアスとは、自分の選択が好ましい結果を生まなかったときに起こる言い訳のことです。「知ってた」「だと思った」など、まるで結果を予想できていたかのように振る舞います。そう振る舞うことで、自分のミスを中和して、尊厳を保とうとする心の動きです。

先ほど例に挙げた「もっと○○だったら、結果は××だったのに」というタラレバ思考にも、「頑張ってもできないのはわかってた。だって、自分以外に原因があるから」という後知恵バイアスが働いている可能性があります。

「思考の癖」で失敗の原因を自分の外に求めると、当事者意識がなくなって、成長の機会を逃してしまいます。

もちろん、先ほど言ったように、職場環境や生育環境など、自分では変えることのできない環境要因は多々あるのですが、そこに囚《とら》われ続けていると、成長できる機会も逃してしまいますよね。

というわけで、タラレバ思考に陥りがちなあなたの伸びしろは、当事者意識を持って、自分が望み通りに成長できる環境を整えることです。それさえできれば、いつも同じところで足踏みしてしまうという悪循環から抜け出すことができるんです！

◆決意しても、やる気は湧いてこない

認識力に優れたあなたには、時間、お金、職場の人間関係、あるいは育った家庭環境や、学歴など、自身のネックになっているものがすでに見えています。

では、これを自分にとってよい方向に変えるには、どうしたらいいでしょう？

アクション　動かざるをえない環境をつくる

そのためには、まず動かざるをえない環境をつくること。

実は、目標を決めて「こう変わろう！」と決意しただけでは、人はなかなか動けません。

なぜなら、やる気は頭で考えて起きるものではなく、体を実際に動かしてはじめて起きるものだからです。

私たちのモチベーションを呼び起こすのは、大脳基底核の一部である「淡蒼球《たんそうきゅう》」という部位です。この淡蒼球は、筋肉を動かすことで初めてスイッチが入る仕組みになっています。

ですから、まずは実際に体を動かざるをえない環境をつくることが重要なんです。

◆自分を変える3つの方法

そこでお勧めしたいのが、有名経営コンサルタントであり、マッキンゼーの元日本支社長の大前研一さんが提唱する「劇的に自分を変革する3つの方法」(PRESIDENT Onlineより）です。それが、次のようになります。

1. 時間配分を変える
2. 住む場所を変える
3. 付き合う人を変える

まず、「1．時間配分を変える」は、目的を達成するための時間をあらかじめとってスケジューリングするということ。勉強が必要ならそのための時間を、転職活動をする必要があるならそのための時間を、24時間のうちからあらかじめ抜いておきます。

「空き時間にやろう」と思っても、日常はこなさなければいけないさまざまなタスクに満ちていますから、なかなか手が着けられません。ですから、そのために動く時間をあらかじめ確保しておくのです。

「2．住む場所を変える」は、引っ越しするということ。引っ越しの際には、持ち運びのエネルギーを減らすために、自分の人生にどうしても必要なものだけを選ぶことになります。また、新たに住む場所を決めるには、これからの自分の人生にとって便利な場所を真剣に考える必要があります。

つまり、引っ越しをすると、自動的に、自分の理想的な人生に向けて動き出す環境が整うのです。

「3．付き合う人を変える」は、これにより、これまでとは異なる視点でものを見ている人たちに出会えます。

中には、あなたの理想の生き方をしている人もいるでしょう。人間は環境に大きく影響されるので、そうした人と行動を共にすることで、現在抱えている障壁の超え方を自然と学べるかもしれません。

とにかく重要なのは、変わるための環境を先につくってしまうこと。

繰り返しになりますが、決意しただけでは人は動けません。人を動かすのは、環境なんです。

「われわれは自分たちの建物をつくりあげる。すると今度はわれわれがつくった建物がわれわれをつくりあげる」とは、英国の名宰相・チャーチルの言葉です。

◆疲れていると出やすくなる

ちなみに「タラレバ思考」は、疲れているときほど出やすくなります。

「最近、気がつけばタラレバでばかり、ものを考えているな……」と感じたら、休息が必要なサインかもしれません。

まずは休みをしっかり確保してください。

③「この仕事、向いてない」とよく思う

やはり疲れているときに出がちなのが、「この仕事、向いてない」という思考でしょう。疲れているときというのは、思ったような成果が上がらなかったり、そのせいで仕事にやりがいや面白みが感じられなかったりするときです。同僚との差があからさまに開いてしまったときも、「今の仕事は不向きなんじゃないか」となんとなく思ったりしますよね？

もちろん、これまでの経験から、「自分は実際に、この分野が不得意だから」とわかっている場合もあるでしょう。

リフレーミング　苦手なことや好きになれないことを知っている

いずれにしても確かなのは、自分が苦手なことや情熱を注げない対象がわかっているということです。自分で自分のことがよくわからない人は多い中、自己認識力が備わっているのは貴重なことです。自己認識力は人生を自分の思う方向へナビゲートするために必要不可欠な能力。ぜひとも大切にしてください！

◆「天職」は幻想？

あるいは、「この仕事、向いていないない」と感じている人の中には、「自分は天職に巡り合っていないだけ」と考えている人もいるかもしれません。

実はここに、思考の癖が潜んでいます。それはずばり、逃避です。

「自分の本領が発揮できるのは、ここではない別のどこか」

そう考えれば、「今頑張れないのは環境のせいだ」と自分を納得させることができます。

もちろん、職場がブラックすぎるとか、本当に環境がよくない場合もあります。その場合は、転職が選択肢になります。

ただ、「天職」ということについては、私自身は幻想だと思っています。

なぜなら、はたから見ると天職に就いていそうな人でも、本人は「自分には、他の道があるんじゃないか」とうっすら思っているものだからです。

例えば、プロのサッカー選手。傍目には「やりたいことを仕事にできていいな。楽しそうだし、キラキラしているな」と思えます。

しかし、プロサッカー選手の平均引退年齢は25～26歳で、選手として30代まで活躍できる人は、わずかです。選手としてのキャリア終盤には先が見えない不安から、「自分には、もっと向いていた仕事があったのでは？」と考えるようになるはずです。

あるいは、今いる分野で自分にできることを徹底的にやり尽くした人も、新天地を求めるようになります。「選手としてできることはすべてやったから、今度は指導者になろうか。それとも、自分でサッカークラブを経営しようか」という感じです。

つまり、本人が１００パーセント納得し続けられる「天職」など存在しないということ。それは単に「隣の芝生は青い」ということでしかないのかもしれません。

アクション 「やりたくないこと」を因数分解すると…

そうはいっても、「向いてない」と思いながら働き続けるのはつらいものです。

せっかくなので、リフレーミングの力を借りて、この機を「自分に向いてる仕事を見つけるチャンス」と捉えてしまいましょう。そう、あなたの伸びしろは、この部分です。

では、どうやって自分に向いている仕事を見つければよいのでしょう？

そのためにしてほしいのが、「向いてない」と思う部分を、徹底的に「因数分解」することです。

「営業が向いてない」と思うなら、営業の何が苦手かをじっくりと分解します。例えば、

「電車移動が苦痛でたまらない」

「営業成績をフロアに貼り出されるのがとにかく苦痛」

「そもそも、知らない人と話すのが苦手」

など、自分が「やりたくないもの」が具体的に見えるまで、徹底的に分解してください。


具体的に見えたら、「やりたくないもの」を省いた環境を整えましょう。

電車移動が嫌なら車や自転車で動けるようにする、フロアに成績を貼り出されるのが嫌ならそうされない部署に転属を希望する、知らない人と話すのが嫌なら過去の顧客を開拓できるようにする、などです。

やりたくないもの以外は、やってもいいこと、あるいはあなたがやりたいことのはず。

やりたくないことをやらずにいるために努力するのは、逃避でもなんでもありません。

ストレス社会を生き抜くための、むしろ立派な生存戦略です。

もちろん転職だって、生存戦略のひとつですよ！

④「自分は正当に評価されない」と感じることが多い

「いっそ転職してしまいたい……」と考えている人の中には、「だって、自分は正当に評価されていないから」と感じている人もいるでしょう。

「ちゃんと仕事をしているのに、頑張っているところを見てくれている人が誰もいない」そう感じている人たちです。

やるべきことをきちんとこなしている人の場合、ミスをしないという点では目立たないため、上司から声かけされずにさみしい思いをすることがあります。

これがしょっちゅうミスする人だと、たまたま普通にできただけでも目立つので、上司に「今回はよくやったな！」と大きな声で褒められたりします。

それを見て、「なんで普段からちゃんとやっている自分じゃなくて、いつも失敗ばかりのあの人が褒められるんだ？」とさらに悔しく感じることもあるでしょう。

その悔しさ、至極もっともです。

リフレーミング　成果をコツコツ積み上げられる

やるべきことを責任をもって着実にこなすあなたは、責任感の強い立派な人です。
また、成果をコツコツと地道に積み上げられる人でもあります。
これは、社会人として成功し続けるために不可欠で大切な能力です。

◆褒められないと、腐りがちになってしまう

しかし、あまりにも評価されない日々が続くと、人によっては心が折れてしまい、「どうせ誰も見ていないんだから……」と自発的にやっていた努力をやめてしまったり、仕事の手を抜きがちになることもあります。

ですが、ここで腐ると、成果をコツコツと積み上げられるすばらしい才能に、自分の後ろ足で砂をかけることにもなりかねません。

それはもったいないですよね。

だとすれば、あなたの伸びしろは、誰かに評価されなくても、自分のために成果を積み上げられるようになること。これさえできれば、もともと日々の積み重ねができるから、やがて大きな成果を生めるようになるんです。

◆他者評価を求めすぎる？

そもそも、「自分は正当に評価されていない」という不満を引き起こすのは、どんな思考の癖なのでしょうか？

それが、「必要以上に、他者評価を欲する」という癖です。

人は誰でも褒められればうれしいものですが、**他者評価を得ることがモチベーションの源泉になっている人の場合、例え自分が好きで始めたことであっても、誰かに褒められなければ不満を覚えるようになります。**

「せっかく渾身のギャグを放ったのに……笑わないなんて、許せない！」というふうに。

でも、あなたがどんなに頑張って尽くしても、他者の評価はコントロールできません。

コントロールできないものを制御しようとすると、心が折れてしまいます。

では、こんなときはどうすればよいのでしょうか。

アクション 「どっちの自分が好き？」と自分に聞いてみる

他者評価を必要以上に求めるのは、自分に自信の持てない自己肯定感が低い人に多いようです。

自己肯定感を上げるためにぜひやってほしいのが、行動に迷ったら「どっちの行動を取る自分が好きか？」と考えて、好きだと思うほうに従うことです。

例えば、「給湯室のポットが空だけど……ここで気づかないフリをして見過ごす自分と、あとで来た人が困らないように水を足しておく自分、どっちが好き？」という具合です。

他の誰が見ていなくても、自分の行動は、自分が見ています。

尊敬できる自分の姿を、自分に見せてあげることで、「これができた自分って、ちょっといいかも」と、自然に自分を褒められるようになります。

こうなれば、しめたもの。

他者評価から自由になって、本物の自信を少しずつ手にすることができます。

⑤「自分は正しい」「私は間違っていない」と正論を主張することが多い

他にも、成功を邪魔する思考の癖のひとつに、「自分は正しい」「私は間違っていない」というものがあります。

誰かに反論されたとき、「それは間違ってる。正しいのは自分」と思うことってよくありますよね。そう思うのは、脳的にはある意味、自然なこと。

なぜなら私たちには**「確証バイアス」**という、思考の癖が標準装備されているからです。

確証バイアスとは、無意識のうちに自分にとって都合のよい情報ばかりを集めてしまい、逆に都合の悪い情報は無視したり軽視したりする心理のこと。

つまり、見たいものしか目に入らない状態です。

例えば、巨体タレントの走りとして活躍したウガンダ・トラさんは、早食いリスクという自分にとって不都合な情報に目をつぶるために、「カレーライスは飲み物」という名言を残しました。飲み物なら飲み込むのが早くても問題ない、という、自分にとって都合のよい情報だけに着目することで生み出した秀逸なセリフです。

リフレーミング　自分の道を歩き続ける力がある

このように、「自分にとっての正しさ」を徹底的に追求できる人は、極めればユニークな存在感を際立たせることもできます。我が道を歩み続けることは、何かを成し遂げるための才能です。ぜひここは大切にしてください！

◆「自分は正しい」と思うと、攻撃的になる

とはいえ、確証バイアスに囚われすぎて「自分は正しい」と強固に思い込むと、困ったことになる場合もあります。

自分の意に染まない情報を軽んじることで、誤った道に進んだり、他人を拒絶するようになることです。

また、「自分は正しい」「私は間違っていない」と考えると、間違っているのは相手だという理屈が生じて、相手に対して攻撃的になることがあります。

闘争心は向上心の現れともいえるので、怒りを感じること自体は、悪いことではありま

せん。

しかし、怒ると目前の課題を解決することよりも、「こいつをどうにかして言い負かしてやろう」と相手をやっつけることが目的になるため、冷静な問題解決に臨めなくなります。

だとすれば、伸びしろは、確証バイアスからくる「自分は正しい」「私は間違っていない」という思い込みを緩めて、怒りをコントロールできるようになること。

そうすれば、問題解決という本来の目的を見失うことがありませんし、他人のアドバイスや新たなデータの中に、あなたにとって役に立つ情報を見出せる可能性も高まるんです。

アクション 「6秒ルール」で怒りをマネジメントする

では、どうすれば怒りをコントロールして、他人の話に耳を傾けることができるようになるのでしょう?

アンガーマネジメントの手法に、「6秒ルール」と呼ばれるものがあります。

ぜひこれを活用しましょう。

実は、怒りのピークというのは、たったの6秒間で過ぎると言われています。誰かに反論されてイラッとしたら、心の中で「1、2、3……」と6秒数えてやり過ごします。これが「6秒ルール」です。すると、数え終わったころには、先ほどよりはイライラしていない自分に気づくはずです。

あるいは、「自分が正しい」と感じたときほど、「もしかすると、そう考えることで、自分にとって有益な情報を見落としているのかもしれない」と立ち止まって考える癖をつけるのもいいでしょう。

先ほどもお伝えしたように、「自分が正しい」と考えがちな人は、自分の意に染まない情報を無視する傾向があります。しかし、自分が見逃した情報の中にものすごく使える情報が混じっていることは、本当によくあることです。

単なる思い込みで、自分の選択肢の幅を狭めてしまうのはもったいないですよね。

人の意見に耳を傾けることで、人間関係もどんどんよくなっていきますから、ぜひ積極的に試してみてください！

⑥「男だから」「女だから」と、よく言っている

やはり、思い込みから自分の可能性を狭めてしまうのが、「男だから」「女だから」など偏ったカテゴライズをしてしまう人です。

こうしたものの見方は、**「アンコンシャス・バイアス」**と呼ばれる、無意識の偏見によって起こります。

他にも、「若いから」「年だから」「学歴がないから」「A型だから」なども同じです。

アンコンシャス・バイアスが強い人は、ステレオタイプにものごとを認識しがちでもあるので、このバイアスを「ステレオタイプ・バイアス」と呼ぶこともあります。

「理系の人って、こういう話好きだよねー!」というのも、もちろんアンコンシャス・バイアスです。

リフレーミング カテゴライズして高速処理ができる

ところで、なぜ私たちは無意識のうちにカテゴライズしてしまうのでしょう?

理由は、私たちの脳が基本的にはサボり魔だからです。

脳は、生命維持や適切な状況判断を行うべく、実に大量の情報を処理しています。情報の一つひとつを検証していては、とても処理が追いつきません。

そこで、できるだけものごとをパターン化して処理します。柴犬、パグ、プードル、シェパードなどは見た目がずいぶん違いますが、まとめて「犬」とカテゴライズすることで、複雑な世界をシンプルにして理解しやすくしているのです。そうやって情報の処理速度を上げているわけです。

だとすると、瞬時にカテゴライズができるのは、抽象的にものごとをとらえて高速処理できる人。抽象化はものごとの本質に迫るための重要な才能です。この才能自体は、ぜひ大切にしてください！

◆優れた能力を見逃してしまう原因

一方で、アンコンシャス・バイアスにより、カテゴライズしてレッテルを貼ることで、レッテルを貼ったものの真の姿を見逃してしまうこともあります。

例えば、「あの人はB型だから（変わり者に違いない）」というレッテルを貼ってしまうと、その人がどんなに几帳面で正確な仕事をする人でも、そういう面は見逃されてしまいます。「確証バイアス」も手伝って、人は自分の見たいものしか見ようとしないからです。チームのトップがこうしたバイアスに囚われていると、優秀なメンバーに適切に仕事を割り振ることができずに、チームの生産性を下げてしまうことにもなります。

また、アンコンシャス・バイアスによって、ときに自分自身の能力さえ見逃してしまうことがあります。

例えば以前、こんなことがありました。

私の患者さんに血圧の高い方がいて、その方に毎日自分で血圧を測るようにお願いしたのですが、なかなか測ってくれません。その方いわく、「私はおおざっぱなO型だから、毎日なんてとても無理」とのこと。

ところが後日、その方が手術をすることになり、事前に血液型を調べたところ、実際はO型でなくA型だったことがわかりました。

面白いことにその日から、患者さんは毎日自分で血圧を測るようになりました。

「おおざっぱなO型」というアンコンシャス・バイアスが、「几帳面なA型」に書き換えられて、できることまで変わってしまったのです。

こんなふうに、無意識の思い込みに捉われると、他人の能力も、そして自分の能力さえも見誤ってしまいます。

ということで、あなたの伸びしろはここ。

偏った思い込みから自由になり、これまであなたが見逃していた能力を見出せるようになることです。

アクション 「自分はこれで損している」と意識する

アンコンシャス・バイアスから自由になるための具体的な方法は、自分にはこのバイアスがあると、しっかり自覚することです。

アンコンシャス・バイアスは、誰もが持っているものではありますが、あなたの場合は、それが強いために、自らの得になる部分をたくさん見逃している可能性があります。

なぜなら、あなたが「こんな相手は頼りない」とカテゴライズしている人たちの中にも、優れた頼もしい人たちはたくさんいるからです。

例えば、男性の中には、アンコンシャス・バイアスにより「女性は、注意するとすぐ群れて悪口を言ったり泣いたりするから、ミスがあっても指摘するのが面倒だ」と思い込んでいる人がいます。

しかし、注意された内容を成長のためのアドバイスと受け取れる真っ当な女性はたくさんいます。

また、女性の中には、「男性は仕事と育児を両立するつらさをわかってくれないから、相談しても無駄だ」と思い込んでいる人もいるでしょう。けれど実際には、育児に携わっている男性も、もっと育児に携わりたいと思っている男性も大勢います。

お互いに、そういう相手を見逃しさえしなければ、強力な協力者を得られます。

自分の持っている思考の癖は、意識すればすぐに手放せます。

簡単に手放せるものをいつまでも抱えているせいで、損し続けるなんてもったいない！

役に立たないと思ったら、思い切ってパッと手放してしまいましょう。

3章 「コミュニケーション力」がアップする新しい視点

①敵をつくりやすい

ここからはコミュニケーションにまつわる、脳の怠け癖を見ていきましょう。

職場の生産性を下げる要因として、必ず挙げられる「人間関係」についてです。

あなたとしては気を遣ってやりとりしたつもりでも、

「なぜか話が通じなくて……」

「こちらの意図を理解してもらえなくて」

とコミュニケーションがこじれることは、けっこうあると思います。

また、「気を遣いすぎて、言うべきことさえ言えなくなってしまう」という人もいれば、「そもそも、コミュニケーション自体が苦手」という人も少なくありません。

もしあなたが、人間関係について、これまでずっと同じような悩みを抱え続けてきたのであれば、それはやはり、脳が怠けて、無意識のうちに同じやり方にしがみついているせいだと言えます。

そのせいで気づかないうちに、自分で自分を孤独にする、寂しい無限ループに陥ることが、本当によくあるのです。

でも、心配はいりません。

ループの存在に気づきさえすれば、そこから抜け出すための方法も見えてきます。

では、あなたがハマっているのは、どんなループでしょう？

◆無意識のうちに敵をつくる「マウンティング」

コミュニケーションにおいてもっとも怖いこと。

それって、なんだと思います？

僕は、知らずしらずのうちに、敵をつくってしまうことだと思います。

例えば、自分としてはごく普通に話しているだけなのに、相手を怒らせてしまうとか。


そんなコミュニケーションの一形態が、無意識にやってしまう「マウンティング」です。

あなたも気づかないうちに、次のようなことをしていませんか？

例えば、同僚が仕入れた情報を聞いたとき、「それ、知ってる」と出鼻をくじく。

ディズニーランドに行った話をされて、「私はシーも行ったよ」と上乗せする。

「ここのところ、忙しくて徹夜続きで……」と聞かれてないのに「寝てないアピール」。

「いいよね、Aさんは残業ナシで。私なんかいつも課長に頼られて仕事を振られて残業ばかり……」と自虐からの、自分上げ。

気づけばほんの少しだけ、相手より自分を持ち上げてアピールする。

どうでしょう、この、そこはかとなく漂う嫌な感じ……。

勝手に格下げされた相手が、面白く思わないことは明白です。

敵をつくりやすい人は、こうしたマウンティングを無意識に繰り返すことがあります。

なぜ、こんなことをしてしまうのでしょう？

リフレーミング 生来の負けず嫌い

マウンティングは本来、「サルなどの動物が、自分の順位が上だと示すために、相手に馬乗りになる行為」のこと。

野生では、「強い」「大きい」など、個体として優れていることを積極的にアピールすると、歯向かってくる相手が少なくなるため、生き残れる確率が高くなります。生き残る術として、本能に組み込まれているのがマウンティングです。

人間の場合も同じで、「生き残りたいから、自分を上のランクに見せたい」という本能が、マウンティング行為を引き起こします。マウンティング意識が旺盛な人は、脳に刻み込まれた本能の強さから、人をランク付けすることが大好きです。

また、自分がランク付けをよくするので、他人も同じだと思い込みます。そのため、心理学でいう「同一化」の影響から、他人と張り合おうとする意識がことさら強くなります。

よく言えば、マウンティングしがちな人は、生来の負けず嫌いだということ。負けん気は、上手に使えば成長のための原動力になります。そこは自覚して、上手に活用してください。

◆気持ちよすぎて、他人の気持ちはスルー

ちなみに、「生き残りたいから、自分を上のランクに見せたい」という本能は、「他人に自分を認めさせたい」という承認欲求につながります。

承認欲求が満たされると、脳内で放出されるのが、神経伝達物質ドーパミンです。ドーパミンが出ると、すごく気持ちよくなります。マウンティングで優位に立つと、やたらと気持ちよくなるはそのためです。気持ちよすぎて、相手の気持ちを考えるのが二の

次になります。

マウンティングをしがちな人の脳は、ここで怠けてしまいがちなのです。**自分の気持ちよさにかまけて、相手の気持ちを考えるのをサボるんです。**

それどころか、悔しがる相手を見て、さらなる優越感でもっと気持ちよくなってみたり。そりゃ、敵も増えるってもんです。

ということで、マウンティングしがちな人の伸びしろは、ここ。

他人そっちのけで気持ちよくなりたがる自分に気づくこと。

ここに気づけば、「あの人、やな感じなので、一緒に仕事したくありません！」とか「できれば次回は担当を別の方に……」なんて、悲しすぎることを言われずに済むようになれるんです。

アクション❶ マウンティングしがちな話題を知っておく

では、どうすれば相手の気持ちをスルーする脳を動かして、他人そっちのけで気持ちよくなる自分に気づけるでしょう？

話している最中に「あれ、なんだかやたらと気持ちいい。これってもしかしてマウンティング？」と気づければよいのですが、なかなかそうもいきません。

だとすれば、事前にマウンティングしがちな話題を知っておくことが役に立ちます。

それが、次のようなものです。

- 自分、もしくは自分の親しい知人の「優秀」「忙しい」「リッチ」「幸せ」自慢
- 求められてもいないのに、「自分の場合は～」と上から目線アドバイス
- 相手の言動や持ちものに対抗して、それより「上」を提示
- 何か言われたら「でも～」「そうはいっても～」など、とにかく否定から入る癖
- 「それってほら、～」「えらいね」など、子どもに対しているかのような口癖

こんな話をしそうになっている自分に気づいたら、そっと口をつぐみましょう。

相手は100パーセント、カチンと来ていたのですから、確実に好感度を上げていけるわけです。

◆「私はマウンティングしない」は本当？

ちなみに、「自分はマウンティングしない」と思っているあなた。しなくても、されてイラッとしたことはありませんか？

もしあるなら、あなたも気づかないうちにマウンティングをしている可能性があります。

なぜなら、**誰かにマウントを取られてイラッとしたということは、「なんでこの程度のヤツにエラソーにされなきゃいけないわけ？」と考えているということだからです。**

この根底には、

「年齢や社歴ゆえ立場的には下だが、実績や好感度では自分の方が上」

「課長に気に入られてるのは私のほう」

といった主観的なランク付けが存在します。だからこそ、下にいるはずの相手に見下されてイラッとするわけです。

つまり、イラッとするということは、あなたも無意識にランク付けしているということ。

こうした無意識は、理性を司る前頭葉が弱っているときに、行動となって現れることがあります。

前頭葉を弱らせるものとしては、例えばアルコールなど。

そのため、普段はマウンティングをしない人でも、疲れているときやお酒の席では、「俺の若いころは……」「うちの彼氏が～」とついマウンティングを始めがちになります。

アクション❷「言葉」ではなく、「不安」に共感する

つまり、誰もが気づかないうちに、マウンティングをしている可能性があるということ。

だとすれば、重要なのは、あなたがマウンティングをしないこと。

さらに、誰かにマウンティングされても反応しないことです。

マウンティングをされると、つい対抗意識が働いて、自分もマウントを取りたくなりますが、反応することは、相手と同じ土壌に上がること。同じ土俵に立てば、終わりなきマウンティング合戦に突入してしまいます。

ですから、相手の上から目線にイラッとしたときは、「そうなんだ～」「そうなんですね～」などの否定とも肯定ともつかない言葉で、相手の攻撃をさらりと受け流しましょう。

運がよければ、それで相手の話が終わることもあります。

心に余裕があるときは、少し深掘りして話を聞いてあげるのもいいでしょう。

ただし、おざなりな態度で話を聞くと、相手にはすぐにバレます。マウンティング意識が強い人は、自分がないがしろにされる雰囲気に敏感だからです。

そんな相手の話を聞くときのポイントは、心から共感してあげること。

「でも、こちらを見下す態度になんて、まったく共感できないんだけど」というなら、話の内容ではなく、マウンティングせずにはいられない相手の気持ちにフォーカスしてみてください。

わざわざ行われる「自分すごい」アピールの陰には、強く見せなければやられてしまうと感じている、小さな自分が隠れています。相手が繰り出す言葉にはひとつも共感できなくても、自分を大きく見せなくては不安な気持ちには共感できるのではないでしょうか。

マウンティングが始まったら、「なんかゴチャゴチャ言ってるけど、不安だってことはわかる」と脳内変換して、共感を持って聞いてあげましょう。

人は自分の話を、共感を持って聞いてくれる人が大好きなのです。

マウンティングをやめて、聞ける人になると、「煙たがられる人」から「慕われる人」に変わることができますよ！

②雑談が苦手だ

コミュニケーションが苦手な人の中には、「仕事の話ならできるけど、雑談は苦手」という人が結構いるようです。

仕事のことなら話の内容はおのずと限定されますが、雑談となると何を話すも自由。そうなると、かえって何を話せばいいのかわからない。

マニアックな趣味の話題をもちかけてドン引きされても、それはそれでつらいし……。

おそらく、そんなことを考えているうちに、気疲れしてしまうのでしょう。

マニアックな趣味うんぬんは例えとして少し違うかもしれませんが、雑談が苦手な人は、おおむねこういったことを考えているのではないかと思います。

リフレーミング　他人の気持ちに配慮できる

でも、「この話って面白いかな」「興味なかったら、迷惑かも……」と他人の気持ちに配慮できる人は、ホスピタリティを秘めていて素敵です。

ホスピタリティはあらゆる仕事の基本ですから、ここは大切に持ち続けてください。

とはいえ、雑談が嫌すぎてランチの時間が苦痛とか、知らない人が多い他部署との飲み会が苦痛とか、そうなってしまうとつらいものです。

また、軽口を叩ける間だから仕事を気軽に頼めたり、雑談の延長で仕事の問題が解決したりと、雑談ができることで仕事がスムーズに運ぶことは実によくあります。雑談が苦手な人の中には、そのあたりに不便を感じる人もいるでしょう。

もしかすると、「人脈を広げるために、積極的にパーティーなどに参加できるようになりたい」と思っている人いるかもしれません。

そんなあなたの伸びしろはもちろん、雑談を楽しめるようになることです。

◆意識のフォーカスを自分に合わせている

では、具体的にどうすればよいのでしょう？

実は、雑談が苦手な人には、ある特徴があります。

それが、「意識のフォーカスを、自分に合わせている」ということ。

先ほどもお伝えしたように、人を楽しませたいという気持ちはあるのですが、同時にその根底には、

「話しかけて、つまらないヤツだと思われたどうしよう」

「変なこと言って、空気読めないと思われたら……」

と、常に「自分がどう見られるか」を気にする思いがあります。

これは、意識のフォーカスが、自分を向いているからです。

自分を関心の中心に置いたため、緊張して、自分から話しかけるのが面倒になるのです。

アクション❶ 脳内カメラを他人にフォーカスする

では逆に、「意識のフォーカスを、他人に合わせる」とどうなるでしょう？

脳が怠けて定位置に固定化していたフォーカスを、くるっと動かすのです。

イメージしてみてください。

あなたはテレビクルーで、街角にビデオカメラ片手に取材に出ています。面白そうな人を見つけて、インタビューを撮るのが仕事です。

あなたはカメラを覗き込みながら、自分が好ましく思う点や、共感を覚える点など、い

い意味で興味をひく人を探します。例えば、

「あ、あの人の服の着こなし、素敵だな」

「自分と同じグッズを持ってる。あのデザイナーが好きなのかな?」

「声がすごく通るけど、もしかして学生時代は演劇部? あるいは落研?」

という具合です。

このときあなたは緊張していないはず。

なぜなら、見られる側でなく、見る側にいるからです。

実生活でもこういったインタビューを続けるようなイメージで、

「その服、素敵ですね。どこのですか?」

「よく通る声ですね。何か特別なことをしてたんですか?」

と聞いてみましょう。

関心の中心が、自分から、他人に移っているので、気負わずに声をかけられるのではないでしょうか。話し上手になろうとするのではなく、聞き上手になるのがポイントです。

「いきなり声をかけるなんて、不審がられたらどうしよう?」という自分の心の声が聞こ

えてきた場合は、すかさず相手の「自分に興味を持ってもらえるのって、ちょっとうれしい」という心の声にフォーカスします。

事実、人間には承認欲求がありますから、他人に興味を持たれるのはうれしいものです。失礼のない範囲で、気になることをどんどん聞いて大丈夫です。

アクション❷ ヒューマン・ウォッチングで話したい相手を見つける

「でも、すぐに会話が途切れちゃうし……」という人は、脳内でカメラを構えるイメージをキープしてください。自動的に自分の興味のある人やモノにフォーカスが寄っていきますから、話題はわりとすぐに見つかります。ぜひやってみてください。

普段から、街中や通勤電車などで、この脳内カメラを使ったヒューマン・ウォッチングをしていると、すぐに話題を見つける訓練になるので、この方法もお勧めです。

「職場には、話す価値がある相手なんていない……」と密かに思っている場合でも、脳内カメラを使えば、多少強引にでも興味を引く誰かを見つけることができるはず。

楽しく雑談できる相手が見つかるかもしれません。

③「他人に理解されない」と感じることが多い

雑談が苦手であまり話したくないという人がいる一方で、「話したいことがあるのに、なかなか理解してもらえない」と悩んでいる人もいます。

例えば、「話が小難しい」と敬遠されるとか、細かすぎて逆に要領を得ないとか、逆におおざっぱすぎて何を求めているのかがわからないとか、たとえ話がわかりづらいとか。

伝わらないのがもどかしくて「もう話すの、面倒くさい……」、そう感じている人もいるかもしれません。

リフレーミング 「表現したい」という気持ちがある

ただ、誰かに伝えたいという意欲があるのは、脳的に見てもすごくいいことです。「伝えるために、どう表現しよう」と自分なりに考えることで、脳はめまぐるしく活性化するからです。

ですから、伝えたい思いを、うまく伝わらなくても表現したということは、それだけでけっこうクリエイティブなこと。伝えたいという気持ちは大切にしてください。

◆チャンクが違うと、意味の捉え方が変わる

ところで、なぜあなたの話は理解されづらいのでしょう?

抱えている世界観が独特すぎる、ということも、もしかするとあるかもしれませんが、それ以前に意識すべきは、言葉の「チャンク」(chunk)かもしれません。

チャンクとは、心理学者のミラー博士が提唱した概念で、「情報のまとまり(意味的なかたまり)」のこと。

「仮面ライダー」という言葉は、「仮面ライダー」と捉えると1チャンクですが、「仮面」「ライダー」と捉えると2チャンクになります。「スタートゥインクルプリキュア」なら、そのまま捉えれば1チャンク、「スタートゥインクル」「プリキュア」なら2チャンク、「スター」「トゥインクル」「プリキュア」なら3チャンクです。

このように、チャンクをどう分けて受け取るかで、意味内容の捉え方が変わってきます。

また、チャンクのサイズや種類は、人によってけっこう違うのです。

例えば、ある日の朝礼で、部長が「今日も一日、頑張りましょう！」とみんなに声をかけたとします。でも、これを聞いた部下の一人は、「仕事を頑張るって、何をどう頑張るんだよ。いくつか進めてる案件あるけど、どのことだよ」と感じている。こういうことって、よくありますよね。

この場合、部長の「仕事を頑張る」のチャンク・サイズは「みんなそれぞれ、自分がやるべきことを一所懸命やってね」くらいにゆるく広範囲です。

ところが、部下の「仕事を頑張る」のチャンク・サイズは、「俺が抱えている案件は、アレとアレとコレと……しかも全部進み具合が違うから、こっちは企画段階で、あっちは運用管理で……」と具体的に細かく設定されています。

つまり、同じ「頑張る」でも、それぞれの立場、思想の違い、認知の癖などによって、捉え方がまったく異なるのです。

他人とのコミュニケーションが上手な人の場合、こうしたチャンクのサイズや種類が人それぞれであることを常に意識して、相手のチャンクに合わせて会話します。

ところが、「他人に理解されない」というあなたの場合、「人によって、チャンクの大きさは違うのだ」ということを意識せずに話している可能性があるのです。

特に相手が同僚だと、仕事に対して同じ目標を持っているため、「自分と似たことを考えているだろう」という先入観があります。そのせいで、本来であれば相手のチャンクを理解しようとすべきところを、脳が怠けて、使い慣れた自分のチャンクを用いてしまうのです。

というわけで、「他人に理解されない」というあなたの伸びしろは、ここ。

相手のチャンクを意識して、会話できるようになることです！

アクション❶ NLPで相手の情報処理タイプを見極める

相手にわかりやすく伝えるためには、相手が用いるチャンクの傾向を、事前に見極める必要があります。

そのために役に立つのが、NLPの手法です。

NLPとは「Neuro Linguistic Programing（神経言語プログラミング）」。心理学と言語学を組み合わせた、コミュニケーションにまつわる学問のことです。

NLPでは、人が「五感（視覚・聴覚・嗅覚・味覚・触覚）」を通じて情報処理をすることに注目します。そこから導き出された考え方が、**各人の成長過程で五感のどれを優先的に使ってきたかで、同じことを理解するのでも捉え方が異なる、**というものです。

例えばあなたは、「海」という単語を聞いて、何を思い浮かべますか？

見渡す限りの水平線や波が打ち寄せる画像が思い浮かんだという人もいれば（＝①）、ザザーン…という波の音を聞いた気がした人もいるでしょう（＝②）。海水の冷たさや砂浜を踏む感覚を想像した人もいるかもしれません（＝③）。

ちなみに、①は「視覚優先」で育ったタイプ、②は「聴覚優先」、③は「体感覚優先」です。

アクション❷ 相手のチャンクで話してみる

こうした相手の傾向を知り、その傾向に合わせて話をすることで、あなたの話は相手に理解してもらいやすくなります。

あなたが車のセールスマンで、目の前のお客さんに車の良さを伝えたいとします。

お客さんが「視覚優位」タイプなら、「スタイリッシュなデザインでしょ」「こんな色が出せるのは、このメーカーだけです」など、ヴィジュアルから入ることでセールスポイントを理解してもらいやすくなります。

「聴覚優位」タイプなら、エンジン音の話をしてください。そのときに「ドゥルルルッ……という音がグッとくるんですよ」など、擬音を交えるとさらに効果的です。または、「この車はカー・オブ・ザ・イヤーを取って……」という情報も聴覚系に含まれます。

「体感覚優先」タイプのお客さんなら、ハンドルを持ったときの感覚や、エンジンのレスポンスなどを伝えるといいでしょう。

こうしたテクニックを用いるには、まず、あなたが話を伝えたいと思っている相手が、どんな情報処理をするタイプか、事前に知っておく必要があります。

普段から相手の言葉づかい観察したり、先ほどの「海」の問いかけをしたりして、相手がどのタイプかを確認しておきましょう。

④友人関係が長続きしない

チャンクのみならず、相手の思考・志向・嗜好などを汲み取るのがうまく、あっという間に誰とでも仲良くなれる人がいます。そうした人は大抵、雑談も上手。社内でも、あちこちの部署に気軽に話せる相手や、友人を持っていたりします。

一見すると、人間関係のストレスはめちゃくちゃ少なそうです。

しかし、そんな人でもときどき、「友人関係が長続きしない」という悩みを、ひっそりと抱えていることがあります。

リフレーミング　他人と打ち解けられる社交性はある

だとしても、すぐに他人と打ち解けられる社交力や、誰にでも合わせられる能力は、かけがえのないすばらしいものです。そこそこ短期とはいえ、大勢の人と仲良くなれる才能は、ぜひ大事にしてください。

◆一度淋しさを知ると、集団にいても孤独に

「でも、できれば長く付き合える、一生モノの友人がほしい」

中には、そう思っている人もいるでしょう。

ところで、そう感じる人は、なぜ短期的に付き合える友人がいるというだけでは、満足できないのでしょうか？

その理由が、どうやら脳にありそうです。

2016年にマサチューセッツ工科大学の研究チームが行った実験により、脳内で「孤独」を感じる部位が明らかになりました。それが「背側縫線核《はいそくほうせんかく》」です。

実験では、もともと集団の中で暮らしていたマウスを一匹、集団から隔離して、ひとりぼっちにしました。淋しいです。すると、背側縫線核が活性化。つまりここが、孤独を感じる部位だとわかったわけです。さて、問題はここから。

このマウスを集団に戻したところ、背側縫線核がさらに活性化してしまいました。**集団に戻ったら淋しさが癒されるかと思ったら、かえって淋しさに敏感になってしまったのです。**そのせいで、隔離されていたマウスは、やたらと社交的に動き回るようになりました。

つまり、社交的な人ほど、孤独を感じたことがある人かもしれず、ゆえに確かな友人関

係を求めている可能性があるということ。だとすれば、「一生モノの友だちが欲しい」と感じるのは、脳的に見てもとても自然なのです。

そして、脳が孤独を感じるのは、その苦しみから逃れるべく行動するためです。

ということで、あなたの伸びしろは、一生の友だちのつくりかたを学ぶこと、なんです！

アクション tekerではなく、giverになる

その前に、なぜあなたの友人付き合いは、短期で終わってしまうのでしょうか？

実は、友人関係が長続きしない人には、友人そのものより、その友人から得られるメリットを重視する傾向があります。

ここで言うメリットとは、仕事を手伝ってくれるとか、今抱えている問題のエキスパートだとか、人脈を持っているとか、趣味の情報を得られるとか。でも、自分の状況が変わって、それらのメリットが不要になると、その友人への興味も薄れてしまいます。だから、友人関係が長続きしないのです。

そんなあなたに実践してほしいのが、もらう人（taker）ではなく、与える人（giver）になること。組織心理学者のアダム・グラントは、その著書『GIVE & TAKE』（三笠

書房）の中で、takerを「自分の利益を優先させる人」、giverを「他人に惜しみなく与える人」としています。

現在、takerでいるあなたは、人間関係において、もらうことのほうに強く脳が反応してしまうため、友人そのものに目が行きづらくなっている状態です。

しかし、怠ける脳に気合を入れて、「giverになろう」と考えると、「あの人は、何をしたら喜んでくれる？」と友人そのものについて考えるようになります。これが重要です。

喜んでもらえる方法を思いついたら、さっそく実行してみましょう。友人が好きな画像などを送ってあげてもいいですし、久々に自分から食事に誘うなどもいいと思います。

あなたが差し出し続ければ、相手との関係が途切れることはありません。ここで大事なのが、「～してあげたのに、まるで反応がない」、「こんなに与えてるのに、向こうはまったく返してくれない」と、見返りを求めないことです。誰だって相応の見返りがなければ不快になりますが、そこをあえて「反応がなくてもＯＫ！」という意識を持ち続けることがポイントです。前述した『ＧＩＶＥ ＆ ＴＡＫＥ』によると、短期的に得をするのはtakerでも、最終的にすべてを手に入れるのはgiverだそう。

見返りを求めずに人のために動ける人が、結局すべてを手にするのかもしれません。

⑤悩みを抱え込みやすい

仕事の悩みを分かち合う相手。それが、同僚であり、上司です。

ところが、コミュニケーションが苦手な人の中には、「社内に相談できる人がいない」と悩む人がかなりいる様子。

「みんな忙しそうだから、相談しても迷惑だと思うし……」

「噂話が好きな人が多いから、相談したら、その内容をバラされそうで」

「契約社員だから、弱みを見せたら契約を切られるかも」

確かに、こう感じる状況だと、「助けて」とは言いづらいですよね。

リフレーミング タフな忍耐力がある

でもそんな中、誰にも頼らずに、これまで努力してきたあなたは、強い精神力を持ったタフな人。その忍耐力は、得がたい財産です。ぜひとも大切にしてください。

とはいえ、大量の仕事を抱えているのに誰にも相談できなかったり、ストレスが溜まってウツっぽいのに上司に言えなかったり。そうなるとさすがに困ります。

もっと早くSOSを出せるようになれば、それに越したことはないはずです。

だとすると、あなたの伸びしろは、悩みを相談できる自分になるということ。

ポイントは、相談相手を見つけるより先に、悩みを打ち明けられる自分になる、ということです！

◆なぜ、信頼できる人が見えないのか？

実際に人間関係が希薄な職場もあるとは思いますが、ある程度一般的な職場なら、きちんと相談ができる、信頼に足る人というのは、多かれ少なかれ存在するものです（全然いないようなら、思い切って転職したほうがいいかもしれません）。

でも、同僚には頼りになる相談相手がいるのに、あなたにはいないのであれば、あなたには頼れる人の存在が見えていない、という可能性があります。

見えていない原因は、1章③でご説明した、「同一化」のせいかもしれません。

同一化とは、「他人も、自分と同じような感じ方や考え方をするだろう」と思い込む傾向のことでしたね。

冒頭の例でいうと、あなた自身が「忙しいときに相談されても迷惑」と考える人だと、他人もそういうものだと思い込む。これが同一化です。どうでしょう？　そんな感じ、思い当たりませんか？

だとすると、信頼できる相手がいないあなたは、あなた自身が信頼に足る人ではない……という可能性もあるんです。

アクション　自分が先に、信頼できる人になる

この場合、とりあえず自分が先に、信頼できる人間になってしまいましょう。

すると、やっぱり同一化の影響で、信頼できる人物が見えるようになります。

では、信頼できる人物とは？

もっとも大事なポイントは、言動や態度に一貫性があることです。

逆の場合を考えてみるとわかりやすいのですが、言っていることとやっていることが違う人や、相手によって意見を変える人って、信用できませんよね？　例えば、言うことが適当で自分で決めた納期を守らないとか、その場の雰囲気で意見をコロコロ変えるとか。

ですから、まずは自分で言ったことは必ず守る、守れそうもないときは事前に相談する、その場の空気を読んで主張を変えない、というあたりを意識するとよいでしょう。

また、ひとつ前のトピックでご説明したように、誰かに何かをしてもらうばかりの taker ではなく、してあげる giver になることを意識するのもいいと思います。

自分が人に貢献できる利他的な人間になると、同じく、利他精神を持つ人間が見分けられるようになります。

さらに、信頼できる外見を意識するのもよさそうです。

心理学の教授で、プリンストン脳科学研究所にも籍を置くトドルフ博士は、「信頼に足る人物」を判断するための、外見的な特徴を割り出しました。

その顔の特徴というのが、口角の上がった口元や、大きく開かれた目など。

エネルギッシュにニッとほほ笑んでいる感じですね。

忙しくてしかめっ面をしている自分に気づいたら、すかさずニッと笑ってみましょう。

信頼できる人になるレッスンを続けると、やがて、信頼できる人も見えてくるはずです。

⑥空気を読みすぎる

周囲の気持ちを察しすぎて、自分の言いたいことを飲み込んでばかりでは、困ることもあるでしょう。自己主張ができずに、素の自分を見せることができないからです。

必要以上に自分を抑えるとストレスが溜まりますし、そのつもりはなくても、意見や振る舞いが無難になります。そのため、いい意味でも悪い意味でも、目立ちません。

会議などでも、周囲から浮きすぎない発言を意識。ユニークなアイディアを持っていても、「これはやりすぎか?」と自分の中で勝手にスケールダウンして、周囲のテンションに合わせて発言することもあるのではないでしょうか。

一方で、空気を読まない人は、思いついたアイディアをそのまま話すため、独創的すぎてダメ出しされることもありますが、当たれば誰よりも多くの成果を手にできます。

リフレーミング　細やかなフォロー力がある

とはいえ、空気を読むのが上手な人がいると、職場のやりとりは、とてもスムーズに進みます。

相手が言ってほしいことも、逆に触れてほしくないことも、すぐに察して、その場を和やかなムードに導いてくれるからです。

誰も傷つかないように、細やかなフォローをしてくれるのも、周りの人たちからすると、とてもありがたいところ。

あたたかなフォロー力は、あなたの強力な武器。ぜひこの能力は大切にしてください。

◆脳内カメラが、いつも他人を向いている

空気を読みすぎてしまう人は、場合によって「あえて空気を読まない」ができるようになると、ものすごくいいですよね。

ということで、伸びしろは、必要なときに、自分の言いたいことを言えるようになる、です。

では、どうすれば、空気を読ますにいられるでしょう？

そもそも、なぜ空気を読みすぎるのかというと、この章の②でご説明した「雑談が苦手だ」の人とは反対で、脳内カメラが常に他人にフォーカスしているからです。あなたはず

っとカメラマンの立場で、他人ばかりを見つめている状態です。

でも、ちょっと考えてみてほしいのです。

「これって、誰の人生だっけ？」

もちろん、あなたの人生です。

空気を読みすぎるあなたの脳は、ついそのことをスルーしがちになります。でも、あなた自身の人生を大切にしたいのであれば、脳内カメラのフォーカスをときどきは自分に向けてあげる必要があります。仕事のみならず、自分の人生の目標を達成するためには、自分の人生の主人公は自分であることを思い出さなければマズイんです。

アクション❶ 人生の残り時間を計算する

自分が主人公だと自覚するために効果的なのが、人生の残り時間を計算することです。

最近は人生100年時代とも言われているので、今、35歳の人であれば、残りの人生は65年。65年というとなんだか長いような気もしますが、日数に換算すると、実はたったの2万3725日です。

「え、結構少ない」

と感じませんでしたか？

もちろんこれは、100歳まで生きればの話。80歳で計算すれば、残りはわずか1万6425日です。あなたが主人公でいられる時間は、たったこれだけ。そう考えると、「1日でも早く、自分のために生きることを始めなければ」

そう感じるのではないでしょうか。

ちなみに、『生まれ年から始まる100年カレンダー』（株式会社フロムページ）なるものがあり、これを使うと、あなたが生まれてからの100年を、一枚の紙上で可視化できます。

自分に残されているかもしれない時間を、実際に自分の目で確認すると、生き方って結構変わります。面白いので、ぜひやってみてください。

アクション❷　「私も」を「私は」に変えてみる

自分の残り時間を意識しても、これまで自分の意見を言うのを抑えていた人が、急に言えるようになるかというと、人によっては難しいこともあるでしょう。

もし、あなたがそのタイプであれば、普段の言葉遣いをほんの少し変えるだけでも、自己主張できる人間に近づくことができます。

空気を読む人が言いがちな「私も」を、「私は」に変えるのです。

例えば、同僚とランチに行って、「私もAランチで」と言ってしまうところを、「私はAランチで」と言うようにする。そうすると、他の人と同じものを頼んでいても、「他の誰でもない、私が選んだもの」というニュアンスを、自然と自覚できるようになります。

この、「他の誰でもない、私の意見」を打ち出すことに慣れると、自分の意見をだんだん言いやすくなるのです。

それに、同僚に「この企画、どう思う?」と意見を聞かれたときも、「私もいいと思います」ではなく、「私はいいと思います」のほうが、発言の主体が自分にあるので、責任感のある人という見え方が強くなります。

小さなことですが、他人に与える印象はずいぶん変わるもの。

言葉遣いにちょっと気を付けるだけで、新たなあなたに生まれ変われます。

4章 「変えたい習慣」に潜む突破力

①いつも睡眠不足だ

ここからは、あなたの生産性を下げる、ネガティブな「習慣」について見ていきます。

習慣は、毎日のように繰り返し行うこと。ですから、自分にマイナスをもたらす習慣を持っていると、人生のマイナスが日ごとにどんどん積み重なります。

すると、仕事や勉強を頑張ってどんなにプラスを積み上げてみても、マイナスがプラスをガンガン打ち消していくことに……。

やったことがムダになるほど、モチベーションが下がることはありません。

「どんなに頑張っても、意味なんてないんだ……」

そう感じて投げやりになった脳が、さらに怠けてしまわないよう、あなたにマイナスをもたらす習慣を見直して、伸びしろに変えてしまいましょう。

僕は医者なので、あなたの心身の健康がとても気になります。

まずは、生産性に特に関わりの深い「睡眠」から見ていきましょう。

◆睡眠時間が世界最短の日本人

誰もがよくないと感じている習慣に「睡眠不足」があると思います。

仕事が忙しすぎて睡眠時間を削らざるをえない人もいれば、帰宅後の時間を家事や趣味の時間に充てて、つい寝るのが遅くなる人もいるでしょう。

そんな事情もあってか、日本人の睡眠時間は世界的に見てもかなり短いようです。

ウェアラブルデバイスメーカーのポラール・エレクトロ・ジャパンが2018年に行った平均睡眠時間の調査では、主要28カ国中、日本人が最短でした。ちなみに日本人男性は6時間30分、女性は6時間40分。あなたの睡眠時間はどうですか？

リフレーミング　責任感のある、頑張り屋

ところで、睡眠不足だという人の中には、「寝なければ長時間働けるから、生産性が上がる」と考えている人もいるかもしれませんね。

おそらく根がものすごく頑張り屋なのでしょう。仕事に対する意欲も、やるべきことをきちんとこなそうとする責任感も見上げたものです。すさまじいガッツ自体は、見習おうとしてもなかなか真似できない資質です。ぜひ大事にしてください！

◆寝ないとシナプスが破壊される

ただ、脳的に見ると、睡眠不足が続くと生産性はグッと下がります。睡眠不足で日常的にまどろんでいるような状態が続くと、脳のネットワークが繋がりにくくなり、すばやく正確な情報の受け渡しができなくなるからです。

マウスでの研究になりますが、マルケ工科大学のベレッシ博士によると、慢性的な睡眠不足が続くと、脳内で情報をやりとりするハブとなる「シナプス」が分解されてしまうことがわかりました。しかも、よく使われるシナプスほど破壊されるのです。

睡眠不足で注意力や集中力が維持できなくなるのには、こうした原因があるようです。

また、ローチェスター大学のネーデルガード博士の研究では、慢性的な睡眠不足が認知症につながることもわかっています。

やはりマウスでの研究ですが、マウスが眠ると脳細胞が縮んで、脳脊髄液《せきずいえき》が流れる空間が大きくなります。これによって、脳のゴミと呼ばれる「アミロイドβ《ベータ》タンパク質」などが洗い流されます。睡眠不足だと、この流れが悪くなるため、脳にゴミが溜まりやすく、認知症リスクが上がるのです。

つまり、**睡眠不足を続けると、生産性が落ちるのみならず、認知症リスクまで高まるのです。**

だとすると、あなたの伸びしろはここ。

「寝ないで頑張ったほうが、生産性が上がる」ではなく、「寝たほうが、生産性が上がる」と認識を変えて、必要な睡眠時間を確保すること、です！

◆睡眠を挟むと、アイディアが浮かぶ理由

それに、課題を解決したいときも、間に睡眠を挟むと、ユニークなアイディアが生まれる可能性が高くなるんです。

イギリスの社会学者・政治学者であるグレアム・ウォーラスによると、独創的なひらめきを得るには、次の４つのステップを踏むとよいとされています。

①課題に直面する
②課題を放置する
③休止期間を置く

④解決策をふと思いつく

この「③休止期間」を睡眠に充ててみてください。

睡眠中には、脳内で記憶が整理されます。

「寝て起きたら、ずっと悩んでいたことの解決法がふと思い浮かんだ」、そんな経験があなたにもあると思いますが、これも睡眠よる「休止期間」を挟んだためだと思われます。

アクション 睡眠時間を最優先で組み込んだスケジュールをつくる

「睡眠の重要性はよくわかったけど、忙しくて寝る時間がなくて……」

そう考えたあなたは、仕事や家事などを優先して、余った時間を睡眠に充てようと考えていませんか？

でも、ここまで見てきたように、十分な睡眠時間はあらゆる面から見て不可欠で、「余った時間」を充てるようなものではありません。

ですから、「睡眠時間」は最優先で確保して、1日のスケジュールを組みましょう。

僕自身は、1日のスタートは「起きたとき」でなく「寝るとき」だと思っています。

必要な時間寝ることから1日を始めて、残った時間を仕事や家庭生活、趣味などに充てるのです。「睡眠は7時間。だとすると、今日起きて使える時間は17時間。この17時間で、今日やるべきことを割り振ろう」と考えています。

これが、睡眠時間を先に確保しない人だと、同じ量の仕事をこなす場合も、なんとなく「1日は24時間」という感覚になり、ダラダラ仕事をしてしまいます。結果として生産性は下がり、睡眠時間も少なくなる……という悪循環に陥るのです。

というわけで、時間をうまく使うためにも、睡眠時間を最優先で組み込んだスケジューリングを、ぜひ行ってみてください。

ちなみに、睡眠時間の目安は6~8時間とされていますが、必要な睡眠時間には個人差があります。ですから、この時間内で、あなたが「昼間に眠気を感じない長さ」を見つけていくとよいと思います。

睡眠時間の確保は、社会人生活の基本。しっかり眠って、いい仕事をしてください!

②ギャンブルがやめられない

「前日よく眠れなくて、遅刻した」という人の中には、ギャンブルが原因という人もいるかもしれませんね。競馬や競輪などの公営ギャンブルはもちろん、パチンコや麻雀、オンラインゲームの課金ガチャなど。賭け事の誘惑は、至るところにゴロゴロと転がっています。FX投資なども、ギャンブル性が高いと言えるでしょう。現在は、あらゆるギャンブルがオンライン上でもできるため、場所も時間も忘れてのめり込んでしまう人もいるようです。

◆ギャンブルにハマるのは脳のせい?

でも、ある意味では、それも仕方ないのかもしれません。

なぜなら人間は基本的にギャンブルのようなドキドキするものが好きだからです。

ギャンブルをすると、脳内の「報酬系(A10神経)」という神経群が活性化して、快感をもたらす物質であるドーパミンが分泌されます。このドーパミンには強烈な依存性があり、

「またこの快感が欲しい！」という気持ちが抑えられなくなってしまうのです。

このドーパミンは、主に食欲や性欲など、本能に根差した行動を取るときに放出されますが、「楽しい！」「うれしい！」「できた！」など感情が高ぶるときにも放出されるように、人間は進化してきました。その結果、人間はドーパミンのもたらす快楽を求め、ドーパミンが出る前にとった行動を激しく求めます。そうやってモチベーションを作り上げているのです。

つまりドーパミンは、欲求が満たされたときだけではなく、その欲求が成就しそうだという「期待」の場面でも放出されるのです。

リフレーミング **「期待感」を察知する能力が高い**

だとすると、ギャンブル好きなあなたは、「期待感」を察知する能力が高い人と言えます。これは、「のるかそるか」のタイミング、ターニングポイントを見出しやすいということです。

ボンヤリ生きていたのではなかなか得られない才能、ぜひ大事にしてください！

◆ギャンブル好きな性向はそのままに……

ただし、ギャンブルをするとドーパミンの作用で、期待するのをやめられなくなり、「次こそは！」という課金継続ループにハマり込んでいきます。

そのせいで仕事が疎かになったり、せっかく働いて稼いだお金をつぎ込みすぎて、仕事のモチベーションが保てなくなると困りものです。

だとすれば、あなたの伸びしろは、役に立たないギャンブル癖を、違うものに転化すること。

しかし、先ほども言ったように、ドーパミンの依存性は強く、ギャンブル好きな人が課金ループから抜け出すことは、そう簡単ではありません。

だとすれば、ギャンブル好きという性向はそのままに、賭ける対象を変えてしまいましょう。馬やパチンコ代に賭けるのではなく、「人生そのもの」に賭けるのです。

アクション　日常の中に賭けの対象を見つける

例えば移動するときに、「どのルートで移動すれば、最短で、しかも最安値で行けるか」を調べてから移動する。もし、あなたが選んだルートよりも早かったり安かったりするルートを後で見つけたら、あなたの負け。選択がベストだったとわかれば、あなたの勝ち。あるいは、買い物をする際も、ネットや店舗を回って、欲しいものを希望額に近い値段で購入できたら勝ち、それよりだいぶ多く払うことになったら負け、など。

日常の中に、勝負事っていくらでも設定できますよね。

仕事でも同じです。勝率を上げるために、人とほんの少し違う作業をしてみる。新しい仕事を起ち上げてみる、まだ手を付けられていない地域に営業に行く。話したことのない同僚を誘って食事に行くのも、ギャンブルと言えるかもしれません。当たれば、有益な情報をもたらしてくれる人に出会えたり、心の許せる友人を得られるかもしれません。

「お金をかけないとテンションが上がらない」というあなたは、自己投資として高価な本を買うとか、習いごとを始めるとか、有料のセミナーなどに参加してみるのもよいでしょう。

そもそも、人生はギャンブルみたいなものです。

いい学校を出て一流企業に勤めるなど、本人としては堅実に歩んでいるつもりでも、社会情勢が変われば一転、明日はどんな目が出るかわかりません。

わざわざよそに賭けなくても、あなたの人生はすでに十分にドラマチックです。

そんな人生の、どこに大きく張るか。あなたの腕の見せどころですよ！

③浪費がやめられない

ギャンブルと少し似ていますが、やはり依存性があるのが買い物です。

買い物をしようと考えると、その刺激で脳の報酬系が刺激されて、ワクワクをもたらすドーパミンが分泌されます。買い物が楽しいのは、このドーパミンの作用です。

◆疲れたときほど、ムダ遣いする理由

特に、忙しいなど強いストレスを抱えたときほど、買い物の誘惑は抑えがたくなります。

「買いたい！」という衝動を抑えるのは、理性を司る前頭前野。

しかし、ここがストレスにとても弱く、そのせいで疲れると自制心が効かなくなります。

「自分へのご褒美」を買いすぎてしまう人や、よく考えたらさほど欲しくないものをバンバン買っているという人は、ストレスから前頭前野が働きにくくなり、自制ができなくなっている可能性があるんです。

また、そんなときに大金を払うと、心理学でいう**「アンカリング」**（anchoring）作用が

働いて、それ以降も大金を払い続ける傾向があります。

アンカリングのアンカー（anchor）は、船の「錨《いかり》」のこと。錨を降ろすとそこで船が停泊するように、一度印象的な体験をすると、そこが価値観の基準になるという心理現象のことです。

例えば、これまでは1足5千円の靴で十分だと思っていたのに、一度1万円の靴を買うと、次に靴を買おうとするときも「まぁ……1万円までなら、出してもいいかな」と考えるようになる。そんな経験、あなたにもありませんか？　これがアンカリングです。

こうして自制心が一度緩むと、どんどん買い物の額がかさんでいくことがあります。

リフレーミング　自分の喜ばせ方を知っている

ただ、買い物すること自体が悪いわけではは、まったくありません。

働いて稼いだお金で、本当に好きなものや欲しいものを買うのは、人生を豊かにしてくれることですし、ときにはそれが仕事を頑張るモチベーションにもなります。

つまり、買い物上手は、自分の喜ばせ方を知っている人。ストレスの多い世の中で、自分をケアする方法を知っているのは、とても大切なことです。自分を労わる気持ち、ぜひ大切にしてください。

問題は、さほど欲しくないものや、無意味に高いものを買って、浪費してしまうこと。

そのせいで、いざキャリアアップのための勉強をしたいとなってもそのための費用がないとか、働いても働いてもお金が貯まらないとか。すると、人によっては仕事を続けるのが苦痛になってしまいます。

それがマズイと思うなら、リフレーミングして伸びしろに変えてしまいましょう。

浪費癖を自覚した今を、お金の使い方を見直すチャンスと捉えるのです。

アクション　人生の目標のためにお金を使う

ところで、私たちは何のためにお金を稼ぐのでしょうか?

まずは生活を維持するため、そして、自分が「こう生きたい」という人生の目標を叶えるためです。

しかし無計画に浪費する人は、自分の人生の目標を意識していないことがよくあります。

これを機に、人生で「これだけは絶対にやっておきたいこと」を3つ挙げてみましょう。

「車を買いたい」「犬を飼いたい」「植物を育てたい」など、どんなことでも構いません。

お金を使いたくなったときは、まずここに使うようにします。

今のあなたが若くても、1年後も生きているという保証はどこにもありません。

ですから、大切なお金は、あなたの人生の目標をひとつでも多く叶えることに、優先的に使ってください。そのために使うお金は、無駄遣いではありません。

1つ夢を叶えたら、次々と夢を追加していきましょう。


その際は、できれば、モノより体験にお金を使うのがお勧めです。

カリフォルニア大学の心理学者、リュボミアスキー教授は、**モノを購入した喜びは、手に入れた瞬間がピークで、そこからどんどん薄れていく**と指摘しています。どんなに高価なモノでも、手に入れればそれは日常の一部となり、特別感が薄れてしまうからです。

けれど、お金を払って体験した楽しさは、時間が経っても、その特別感が薄れることはありません。さらに、経験値が上がるというメリットもあれば、体験によって誰かと場を共有することで、自分にとって特別な人とのつながりができることもあります。

体験したことのいくつかは、仕事にフィードバックすることもできるでしょう。

あなたの人生を豊かにするために、お金の遣い方をほんの少し変えられるといいですね。

④スマホをやたらといじってしまう

さて、もうひとつ依存の話を。

30代以下の人たちに多いのが、「スマホを手放せない」という習慣です。

リフレーミング **手にしたチャンスを活用できる**

もちろん、必要なやりとりや情報収集のために、意識的に使うのであればまったく問題ありません。気になったことをその場で調べれば知識も増えますし、SNSで培ったゆるく広い繋がりで仕事をしやすくなることもあると思います。

手にしたチャンスを活用できるあなたは、成功への近道を知っている人。これからも積極的に、使えるものはどんどん使ってください！

◆スマホから人生を取り戻す

しかし、ポンポン飛んでくるSNSやメールのプッシュ通知が気になって、何時間もスマホを触ってしまい、仕事が疎かになるのは考えものです。また、夜間もそうしたものが気になってしまい、睡眠不足から生産性が落ちるのも困りますよね。

そんなあなたの伸びしろは、スマホを意識的に使いこなせるようになること。

「スマホに人生を握られちゃってるな……」と感じている今こそ、人生の主導権を自分の手に取り戻す絶好のチャンスです。

アクション❶ スマホは見えない場所にしまう

まず、どうすればスマホを必要以上に気にせず、仕事ができるのでしょう？

実は、「スマホなしではいられない」という人は、スマホが視界にあるだけで、仕事や勉強の効率が下がることがわかっています。

テキサス大学オースティン校にあるマコームズ・スクール・オブ・ビジネスのワード准教授らの研究では、800人近くのスマホ・ユーザーに、集中しなければ解くのが難しいテストを受けてもらいました。その際、参加者にはスマホをオフにしてもらった上で、「伏せてデスクの上に置く」「ポケットにしまう」「自分のカバンにしまう」「別の部屋に置く」のいずれかをしてもらうよう、無作為に指示しました。

テストの結果、最も成績が良かったのは、スマホを「別の部屋に置く」よう指示された参加者たちでした。わずかな差で続いたのが、「ポケット・カバンにしまう」よう指示された人たち。最も成績が悪かったのは、「デスクに置く」ように指示された人でした。

ワード准教授によれば、スマホが視界に入ると、「スマホがあることを気にしないようにする」ための努力に脳のエネルギーが無駄に使われてしまい、課題解決に注げるエネルギーが少なくなってしまったようだ、とのこと。

ですから、集中して仕事をするときは、まず、スマホは電源を切った上で、見えないところにしまうこと。できればロッカーなど、離れた場所にしまえればベストでしょう。間違っても、スマホをデスクの上に置いて仕事をしてはいけないのです。

アクション❷ インプットした情報は、アウトプットする

ただ、スマホ自体は言うまでもなく、すばらしいツールです。欲しい情報がすぐに得られるのは、仕事の面から見ても、ありがたいです。

しかしここにも問題があります。スマホで一日中、情報をインプットし続けることで、脳が情報でいっぱいになり疲れてしまうのです。

コンピュータが計算するときに扱える数値の最大値を超えることを「オーバーフロー」といい、システムが止まってしまうこともありますが、私たちの脳も同じようなことになるかもしれません。こうした状態が続くと、脳の血流が低下して、物忘れが激しくなる、意欲や好奇心が低下するなど、認知症のような症状が見られることもあります。

この状態を改善するために、ぜひお勧めしたいのが、「アウトプットすること」です。

脳は、インプットよりも、アウトプット志向。何度もアウトプット（思い出す）することで、脳内の「海馬」がその情報を大切なものと認識して、長期記憶に振り分けます。つまり、インプットした情報を繰り返しアウトプットすることで、記憶力が高まるのです。

ですから、ずっとスマホでニュースやＳＮＳなどを見てばかりいる人は、そこで仕入れた情報を、意識的にアウトプットしてください。

ブログなどにまとめてもいいと思いますし、「こういう話があってね」と人に話してもいいと思います。１４０字にまとめて、ツイッターでユーモラスにつぶやくのもいいですね。

スマホを利用して、どんどん自分の脳を活性化していきましょう！

⑤ストレスで暴飲暴食してしまう

食べたり飲んだりが最大のストレス解消法、という人はかなり多いでしょう。飲食は生命維持の基本。適度であれば、心も体もゆったりと満たされます。世の飲食店や小売店の売上にも、さぞ貢献していることでしょう。

リフレーミング　日本経済に貢献している

そんなあなたの消費活動は、日本の経済を活性化するカンフルとなるかもしれません。日本経済の明日は、あなたたちにかかっています。これからも楽しく、飲んだり食べたりしていきましょう！

◆アルコールが怖い理由

とはいえ、度が過ぎて「暴飲・暴食」となると、健康を損ないます。度が過ぎてしまう原因は、ストレスであることが多いようです。

ストレスにより、理性を司る前頭前野のブレーキが利かなくなると、「食べたい」「飲みたい」という衝動に歯止めがかからなくなります。そのため、食べすぎたり飲みすぎたりしてしまうのです。

特に怖いのが、アルコールです。

実は、アルコールそのものには、ストレスを和らげる作用があります。脳細胞の興奮を鎮める神経伝達物質「ＧＡＢＡ」を活性化して、イライラを鎮めてくれるのです。さらに、ドーパミンの分泌も促してくれるので、どんどん楽しくなってきます。

しかし、これまでに挙げた、ギャンブル、買い物、スマホを触る、食べるなどは、その「行為」によって報酬系が刺激されてドーパミン分泌に至りますが、アルコールは直接的に報酬系に働きかけてドーパミンを分泌させます。つまり、飲むだけですぐにハッピーになれるので、依存性が高いのです。

ということで、あなたの伸びしろはもちろん、食欲や飲みたい欲をコントロールできるようになることです。

アクション❶ 不安を書き出す

ギャンブルや買い物などにのめり込んでしまうときも同じですが、何かへの依存は、ストレスが引き金になっていることが多々あります。だとすれば、依存行為を減らすために効果的なのは、ストレスマネジメントができるようになることです。

そのために、ぜひやってほしいのが「不安や不満を書き出すこと」。

「給料安すぎ」とか、「上司の貧乏ゆすりがイラつく」など、どんなことでも構いません。ストレスに感じていることを紙に書き出します。

すると、友人に愚痴るときのようなカタルシス効果が得られたり、自分の不安を文字にして客観視することで具体的な対策を思いつけるようになったりします。

これは、心理学者であるペネベイカー博士が考案した、「エクスプレッシブ・ライティング（Expressive Writing：筆記開示）」という心理療法の手法です。

何日か続けると幸福度や認知機能が高まること、また、長期的に続けるとうつ病の改善にも効果があることがわかっています。

できれば寝る前などに5～20分程度時間をとって、思うままペンを走らせてみましょう。心が軽くなることを実感できるはずです。

それでもまだイライラするときは、不安を書いた紙をビリビリに破いたり、シュレッダーにかけたりしてみましょう。不安が粉砕されるようで、心がスーッと軽くなります。

誰かに見られる心配もなくなるので、どんなことを書きなぐっても安心です。

アクション❷ 腸内環境をよくする

もうひとつ、不安になりやすい人というのは、精神を安定させる神経伝達物質「セロトニン」が少なくなっている可能性があります。昼夜逆転の生活をする、食生活が乱れるなどの不規則な生活をしていると、セロトニンがきちんと分泌されなくなるのです。

特に食生活は重要です。なぜならセロトニンは、脳だけでなく腸でも分泌されるからです。実は、腸と脳には独自のネットワークがあり、ともに影響を与え合うことがわかっています（これを「脳腸相関」と言います）。つまり、**腸でつくられるセロトニンが減ると、脳も影響を受けて、イライラや不安を感じやすくなるのです。**

ストレスで暴食をしてしまう人は、そのせいで便秘になることも多いと思いますが、便秘は腸内環境を悪化させてセロトニンの分泌を妨げる大きな要因です。

食べるのであれば、食物繊維や発酵食品などを、意識的にとるようにしてください。

⑥趣味や習いごとが長続きしない

さて、ここまではあなたの身についている習慣について見てきました。

この章の最後では少し目線を変えて、「習慣が身につかないこと」について見ていこうと思います。

勉強や習いごと、趣味など、続けたいと思っているのに三日坊主になり、なかなか続けられないことについてです。「飽きっぽい」ってことですね。

◆脳がたちまち満足するから、すぐ飽きる

「飽きる」ことを心理学では「心的飽和」と言います。

読んで字のごとく、「心が満足してしまうこと」です。

実は、飽きっぽいのは、脳の「ワーキングメモリ」(working memory)の能力が高いために、すぐに満足するせいだということがわかっています。

ワーキングメモリとは、脳内で短期記憶を司る「海馬」の神経活動で形成される能力の

こと。「作業記憶」とも言われ、作業や動作に必要な情報を一時的に記憶して、処理する能力のことです。具体的には、ちょっとした会話や暗算などをその場でこなすために覚えておく短い記憶、というイメージ。

ミネソタ大学の研究チームが、ワーキングメモリと心的飽和の関係を調べるために、被験者たちのワーキングメモリのレベルをチェックしてから、絵を見てもらったり音楽を聞いてもらったりして、どのくらいで心的飽和が起こるのかを調べました。

その結果、ワーキングメモリの機能が高い人は、素早く心的飽和を起こす傾向があるのがわかりました。つまり、すぐに飽きてしまったわけです。

研究チームは、その理由を、ワーキングメモリの性能が高い人は、体験をより良く記憶することができるため、一度の体験を大きく味わうことになるためだとしています。

例えば、同じ絵を見ても、ワーキングメモリの能力が高い人は、そうでない人に比べて、絵の細部までパッと記憶してしまうので、満足するのが早いというわけです。

リフレーミング　旺盛なチャレンジ精神の持ち主

つまり、飽きっぽいということは、一度の体験から、多くの情報を得られるということ。

このタイプの人は、次々に新たな情報を取り入れたがる、旺盛なチャレンジ精神の持ち主です。新たな経験に尻込みしないのは、あなたのすごい才能。ここはぜひ大切にしてください！

アクション❶ ゴールを具体的に設定する

ただ、飽きずにひとつのことを続けなければマズイ場合もあるでしょう。仕事で使えると便利だからいずれは英会話をマスターしたいとか、世界一周旅行が夢だからそのためには貯金を続けなきゃとか、婚活に勤しみたいからダイエットを継続しなきゃとか。

だとすると、あなたの伸びしろは、継続すべきことを継続できるようになること。これさえできれば、あなたは人生の目標をグッと達成しやすくなるんです！

そのためにはまず、目標設定を具体的にすること。

飽きっぽい人の場合、「英語がしゃべれるようになりたい」「貯金したい」「やせたい」などという漠然とした目標はあるのですが、「どの程度」という具体的なイメージを設定して

いないことが多々あります。

そのせいで、イメージに近づくための具体的な行動がとれないことが多いのです。

ですから、まずは「英語でIT系の知識がやりとりできる程度」「200万円」「お気に入りのボトムスがまた穿《は》けるまでサイズダウンする」など、最終的にどうなりたいかというゴールを具体的に設定しましょう。

アクション❷ ドーパミンを出すポイントを自分で用意する

最終的なゴールを具体的に設定したら、そこに至るまでの間に飽きてしまわないよう、小さなゴールをちょこちょこ用意しましょう。

英会話を習い始めたばかりの人が、いきなりペラペラな状態を目指しても、目指すゴールが遠すぎて、小走りを始める気力さえ湧いてきません。

ですから、まずは「英単語を1日2個覚える」「週1の英会話のレッスンに必ず参加する」など、こなすのに気力を奮い立たせる必要がない、小さなゴール（目標）を設定します。

それがクリアできると、達成感で快感物質のドーパミンが分泌されます。

すると、「楽しいから、もっと続けよう」というモチベーションになるんです。

そのタイミングでさらにモチベーションを強化するために、あわせてご褒美《ほうび》を設定しておくのもいいでしょう。

例えば、自分で決めた数の英単語を覚えたら、身近な人にお願いして「えらい」と称賛してもらう、週1の英会話レッスンの帰りには、好きな居酒屋に寄って帰る、という感じです。

ドーパミンは、目標が達成されて期待が満たされたときだけでなく、「自分の期待が満たされそうだ」と感じたときにも分泌されます。

こんなふうに、「楽しいからついやってしまう」という好循環を、ドーパミンを利用して、自分自身でつくり出す。

これができるようになれば、どんなことも楽しみながら続けられる習慣が手に入ります。

5章

「行動パターン」から考える脳の動かし方

①先延ばし癖がある

いつのまにか当たり前になっている「行動パターン」。

それに縛られて、自分で「できないこと」をわざわざ増やしている場合もあります。

すごくもったいない話ですね。ここでは、ついやってしまう行動パターンの中に、あなたの伸びしろを見つけていきましょう。

リフレーミング 段取り力がある

仕事をしていると、「これは……後でやるか」とつい後回しにしてしまうことがあると思います。例えば、少し手間のかかる仕事とか、神経を使う相手とのやりとりとか。

そうした仕事を嫌だと思うのは、あなたが「先読み」に長けているからです。

仕事の段取りや、相手の反応をすぐに思い浮かべられるあなたには、先々に潜むリスクがだいたい見えています。そのため、「あの件はたぶんスムーズに行かないから、時間のあるときに腰を据《す》えてやろう」となりがちです。これは、段取り力がある証拠。段取り力はリーダーに必須の能力ですから、そこはぜひ大切にしてください！

しかし中には、手をかけるべき重要な仕事ほど後回しにしてしまう人もいるでしょう。その結果、作業時間が短くなって、ミスがやたらと増えることもあるかもしれません。

あるいは、見えているリスクを避けるために、念入りに調べ物をしているうちに、やはり時間がなくなってしまうとか（強すぎる段取り力がアダになって）。「もっと早く着手していれば……」と後悔したことは、一度や二度ではないはずです。

そんなあなたの伸びしろは、当然、すぐに行動できるようになること、です！

アクション❶ 「PDCA」ではなく、「DCPA」で動く

少し前までは、PLAN（計画）→DO（実行）→CHECK（検証）→ACTION（改善）の「PDCA」サイクルを何度も回せば、最適な答えが早く見つかると言われていました。まずは「PLAN（計画）」が大事だとされていたわけですが、最近では少し事情が変わってきています。

Google、マッキンゼーなど、世界の一流企業への転職を重ねたITのエバンジェリスト、

尾原和啓《おばらかずひろ》さんの著書『どこでも誰とでも働ける』（ダイヤモンド社）では、ＩＴが加速度的に進化し続ける現代、「ＰＤＣＡ」ではなく、「ＤＣＰＡ」こそが、生き残りの秘訣だとしています。「ＰＬＡＮ（計画）」よりも先に、「ＤＯ（実行）」「ＣＨＥＣＫ（検証）」を繰り返すべきだというのです。

理由は、世の中が日々猛スピードで移り変わる今、計画を練っている間に、それが時代遅れになることが増えてきたから。

今はとにかく先に「ＤＯ（実行）」→「Ｃ（検証）」を何度も繰り返し、そこで最適解を見つけてから、「ＰＬＡＮ（計画）」へ……という流れがベストだとしています。

必要なのはまず、行動を起こすことなのです。

慎重というすばらしい才能を持つ、先延ばし癖があるあなたは、つい「ＰＬＡＮ（計画）」に時間をかけたくなるかもしれませんが、これだけ時代の流れが速いと、実行するころには時代遅れになったり、他の誰かに先駆けられたりするリスクが常にあるのです。

この時代の流れをしっかりと認識し、「計画よりも、まず動く！」と意識を変えましょう。

アクション❷　腰を上げざるを得ない環境をつくる

でも、染みついた腰の重さで、なかなか動けない……というあなたは、脳の「淡蒼球《たんそうきゅう》」を刺激する仕組みを、自分でつくってしまいましょう。

淡蒼球は「やる気」を生み出す部位ですが、体を動かさなければスイッチが入りません。

ですから、とにかく「仕事をする体勢まで、体を持っていく」ようにします。

例えば、先延ばしにしている仕事のファイルを強制的に開かざるをえないようにする、とか。

そんなときお勧めなのが、『おこしてＭＥ』というスマートフォンのアラームアプリです。

このアプリには、事前に撮影しておいた写真と、まったく同じ写真を撮影しなければ、アラームが鳴りやまない、という機能がついています。

これで、先延ばしにしてしまいそうな面倒な仕事のフォルダなどを撮影し、「この時間になったら取りかかろう」という時間にアラームをセットしておきます。すると、やるべき時間に、強制的に仕事に取り掛かる体勢がとれるわけです。

フォルダを開けたり撮影するために体も動かしていますから「……やるか！」という気合も湧いてきます。大切なのはまず「ＤＯ」です。さっそくやってみましょう。

②残業は当然だと思っている

会社の中にはときどき、「もしかして、ここに住んでる?」と噂されるぐらい、残業続きの方がいるんだとか。

昨今の働き方改革で、さすがにそこまではしなくなったようですが、帰りは終電ギリギリ、もしくは持ち帰って自宅で仕事をする、そんな人は後を絶たないようです。

こなすべき仕事量が多いのだとは思いますが、残業ばかりしている人は、基本的に仕事が好きなのでしょう。あるいは、「周りが残業しているから、一人だけ先には帰れない」と空気を読んでいる人もいるかもしれませんね。

リフレーミング 責任感とバイタリティがある

いずれにしろ、仕事を懸命にこなすあなたは、責任感とバイタリティがある証拠。

ビジネスパーソンには不可欠な能力ですから、その気質は大切にしてください!

とはいえ気になるのは、「どうせ定時には終わらないし」と考えることで、「仕事を早く片づける方法」を探すのを諦めていないか、ということ。欲しいものがすぐ目の前にあっても、探す気がなければ見えません。

というわけで、あなたの伸びしろは、「残業を減らす、あるいはしない方法」を見つけること。4章①でもご説明したように、残業続きで寝不足でいるよりも、早めに帰って寝たほうが生産性は上がります。

では、どうすれば常態化している残業を減らせるようになるでしょう?

アクション❶ 「ポモドーロ・テクニック」にチャレンジ

そのために使えるのが「ポモドーロ・テクニック」です。

これは、「25分(集中)・5分(休憩)」のリズムで仕事を繰り返すというテクニック。開発者は、かつて自身の集中力のなさに悩んでいたという、イタリアン人起業家のシロリ氏です。彼が悩みを解消するために生み出した手法が、ポモドーロ(イタリア語で「トマト」)型のキッチンタイマーを25分にセットして、その間は仕事や勉強に集中。鳴ったら5分休憩。続けてまた25分集中し……というサイクルをこなすもの。

実際にやってみるとわかりますが、この「25分」という時間が、集中力を維持するのにちょうどよいのです。短すぎると集中力がコマ切れになりますし、長すぎると疲れから気がそれて、ついネットサーフィンに興じたり、同僚の残業につきあったりしてしまいます。「25分で時間を区切るぐらいで、本当に集中できるの？」と疑問に思うあなたも、騙されたと思って、ぜひ一度やってみましょう。面白いほどサクサク仕事が進みます。

25分経ったら、やっている仕事が途中でも、手を止めて5分休憩してください。すると、「途中でやめると、続きが気になってしかたがない」という「ツァイガルニク効果」が働いて、休憩後もすぐに仕事に取り掛かることができます。

『Focus Timer Reborn』など、ポモドーロ・テクニック用のスマホアプリもあるので、使ってみると面白いと思います。

アクション❷ 「やらなくていいこと」にフォーカスする

もうひとつ、ぜひやってほしいのが、「気分一致効果」を利用して、「やらなくていいこと」を見つけることです。日ごろから「残業が当たり前」と考えていると、気分と思考が一致しようとする「気分一致効果」のせいで、「残業が当たり前」な理由ばかり探してしまいます。「部下の仕事も見なきゃいけないし、もちろん自分の仕事もしなきゃいけないし、さらに精算書類もつくって……」というふうに、残業内容ばかりを数え上げてしまうのです。

ですが面白いことに、**「残業はしない」と考えると、やはり気分一致効果で、「残業をしないために、省くべきタスク」が自然と見えるようになります。**

あなたも、「今日は仕事上がりに、楽しみにしている飲み会がある」となると、優先的な仕事を瞬時に割り出して処理し、やらなくていいことはやらずに、サッと帰りますよね。

話は逸れますが、日本マイクロソフトが2019年8月の1カ月間、「週休3日」を試験導入したところ、生産性が40％も上がったそうです。これなども「早くやれば休める」というモチベーションが、やらなくていい仕事をあぶりだしてくれたのかもしれませんね。

あるいは、仕事と子育て・介護などを両立している人は、そもそも残業ができないので、時間の使い方がとても上手です。知人の会社で働く女性は、出産前は仕事の合間に適度に雑談を挟んでいましたが、出産後はほとんど雑談せずに集中して、子どものお迎えの時間には仕事を終えてサッと帰っていくとか。

「今の自分にとって、カットしてもいいこと」を見極めるのも、残業をしないためのコツだと思います。

③ミスしたとき、つい言い訳をしてしまう

「マズイ！」と思ったときに、つい言い訳してしまう。わりと誰にでもあると思います。頼まれた仕事を期日までに終えられなかったり、ミスを指摘されたときに、「いや、でも時間がなくて……」とか、「だって、教えてもらってないし」とか。

あるいは、特に言い訳はしないけれど、笑ってごまかしてしまう、とか。後ろめたくはありますが、誰だって怒られるのは怖いもの。逃げたくなる気持ちもわかります。

リフレーミング 「伸びしろ」を自覚している

そんな言い訳をしがちなあなたにも、優れたところがあります。自分がマズイことは認識している、という点です。さらに、

「取引先との待ち合わせに10分遅刻って、やばいよな」

「あの書類づくり、今日までだって言われてたのに、やってなかった」

という具合に、どこがマズかったかも具体的に認識しています。

自分の改善すべき点はわかっている。つまり、「伸びしろ」を自覚しているわけです。

伸びしろは、伸びしろを実際に伸ばすこと。言い訳をしない自分になることです！

◆言い訳をすれば取り繕《つくろ》える？

ところで、なぜあなたは言い訳をしてしまうのでしょう？

これには**「セルフ・ハンディキャッピング」**という心理が関係しています。

セルフ・ハンディキャッピングは、自己防衛意識が強い人が、自分が失敗したときに、周囲に「あいつは無能だ」と思わせないように、あらかじめ自分にハンディがあることをアピールしようとすることです。「試験勉強、全然やってないよ〜」というやつです。

ただ、このアピールで「自分はミスしてないよ感」が演出できていると思うのは、実は自分だけなんです。


アイオワ州立大学のマッケロイ教授とノートルダム大学のクラント教授が、246人の大人を対象に、職場で言い訳があったときの反応を調査したところ、2回目の言い訳が始まると、相手が不快感を示し始めました。

つまり、言い訳はだいたいバレてる、ということです。

さらにマッケロイ教授は、「言い訳を頻繁にするようになると、相手はそれをあなたの性格、性質として見るようになる」と指摘しています。

何度も言い訳をすると、「こいつはダメだ、人として」と思われるということですね。

アクション 「メタ認知」を働かせる

そうなるとやっぱり、困りますよね。

だとしたら、ここでしっかりと「メタ認知」を鍛えておきましょう。

メタ認知とは、「自分の内面をモニターして、客観的に認知する能力」のこと。

「課長が怒っている」というのは単なる認知。「自分は課長に怒られて、動揺している」というのがメタ認知です。

メタ認知能力が高い人の場合、「自分は課長に怒られて動揺している」と内面をモニターした結果、「何度も言い訳をしたら信用されなくなるから、きちんと対処しなきゃ」と自分の行動をコントロールすることができます。

「メタ認知」の動かし方は、簡単です。

常に、自分を頭の上から見下ろす「ドローン視点」を意識します。

普段から、自分を俯瞰して、その言動を客観的にモニターする癖をつけておくのです。

慣れてくると、

「今、自分はこの人と話していて楽しいんだな」

「今、自分はこの人の言い方にカチンときてる」

など、自分の内面をモニターできるようになります。

やがては、「自分がミスしたのに、今、言い訳しようとしてる」もモニターできようになるはずです。それさえできれば、「でも」「だって」と言いそうになる自分を抑えることや、「すみませんでした。この点は自分のミスなので、次からは同じミスをしないよう、○○という対策を取ります」という謝罪と提案が、ごく自然にできるようになります。

素直に間違いを認めて、前向きに成長しようとする姿勢は、基本的に誰が見ても好ましいものです。自分に非がある場合は、サッと謝ってしまいましょう。

④好き嫌いで相手への態度を露骨に変える

謝罪自体はサッとできるけれど、苦手な部長に謝るときは目を見ない。一方で、仲がいい相手に謝るときは「ごめんねー！」とオーバーアクションで抱きつく……。好き嫌いで、相手への態度があからさまに変わるという人もいるでしょう。

リフレーミング **素直で、自己主張ができる**

そんなあなたは、自分の感情に素直で、自己主張がしっかりできる人。裏表がないので、気が合う相手とは、すぐに仲良くなれるはずです。社内に仲の良い相手がいれば、悩みごとも気軽に相談できますから、ストレスも溜まりにくいでしょう。信頼できる仲間をつくれるのは、すばらしい能力です。この力、ぜひとも大事にしてください！

◆嫌いでも好きでも「排他的」になる

しかし、あまりにも態度が露骨だと、トラブルになることもあるはずです。虫が好かない営業担当に排他的な態度で接していたら、自分のつくった商品を売ってもらえなくなった、とか。

でも、営業さんだって人間です。嫌な態度を取られれば、協力を拒みたくなっても仕方ありません。

「じゃあ、『嫌い』という態度を見せなきゃいいんだろう?」

と、あなたは思うかもしれませんが、実は、そうとばかりも言えません。

なぜなら、「好き」という態度が強すぎても、やっぱり排他的になるからです。

仲間意識を育むものに、脳内で分泌される「オキシトシン」という神経伝達物質があります。オキシトシンは「愛情ホルモン」とも「安らぎホルモン」とも呼ばれるもので、相手への信頼や執着を生んでくれる、ありがたい物質です。

しかし、ありがたくない一面もあります。

仲間への信頼や執着が強まる分、それ以外の人への排他意識が強まるのです。

そのせいで、仲間ではない人たちの能力を低く見積もったり、意味なく敵対心を持つようになったり。そのせいで、仲間内で固まってしまい、外の人たちを見下して、遠ざけるようになります。

イェール大学の神経科学者・クロケット助教授によると、オキシトシンが増えると、自分の集団のために、他集団を犠牲にする傾向が強まることもあるとのこと。

こうなると、排他されたり犠牲にされたりするほうは面白くありません。そのせいで、あなたたちの仲間に対して、どんどん非協力的になる可能性があります。

つまり、「嫌い」であろうと「好き」であろうと、あからさまに表に出さないほうが、協力者を失わずにすむ、ということ。

だとすれば、あなたの伸びしろは、好き嫌いをあからさまに出さないようにすること、です！

アクション❶ 「仕事上のゴール」を意識する

そのためには、「人間そのもの」より、「仕事上のゴール」を意識するようにしましょう。

感情に振り回されがちなあなたの場合、ときどき、めざすべきゴールを無視して、それよりも誰と一緒に走るかを優先させてしまうことがあります。

でも、そこを間違えると、「単に仕事ができない人」ということに……。

なので、まずは「会社としての最終目標は、いい製品をつくって、売り上げを伸ばすこと」と、仕事上のゴールを常に念頭に置く癖をつけてください。

アクション❷ 仲間意識は「広く薄く」

その上で、あなたの「仲間意識の〝枠〟」を、思い切り広げられればベストです。

あなたの部署全体、もしくは会社全体、さらには業界全体、日本全体、人類全体……と、どんどん大きく広げていきましょう。その際、あなたの「仲間意識の〝濃さ〟」も、引っ張って伸ばして、うすーくしてしまいます。

広くて薄い仲間意識を持つことができれば、あなたは誰のことも排除せずにいられます。

そうなれば、いざというときに、必要な誰かとつながれる可能性は一気に高くなりますよね。

わざわざ排他的な行動を取って、自分から可能性をつぶす必要はありません。

職場の人間関係は、ゆるいくらいでちょうどいいのです。

⑤片づけられない

「デスクの上が汚い。片づけて」

職場でそう言われて、肩身が狭い思いをしている人もいるでしょう。

積み上げた資料の中に必要な書類がまぎれてしまったり、今すぐ修正テープが必要なのに見つからなかったり。デスク周りが散らかっているせいで、「捜す時間」ばかりが増え、作業時間が減ることもあると思います。

ただ、片づけられない人の中には、言い訳ではなく「散らかっていたほうが、仕事がはかどる」という人もいると思います。

あなたのその感覚、どうやら正しいかもしれません。

リフレーミング　創造力が高まる環境を知っている

ミネソタ大学でマーケティングを教えているヴォーズ教授が行った実験では、適度に散らかったデスクを使ったほうが、斬新なアイディアが生まれやすいことがわかりました。

実験では、48名の被験者を分けて、デスクに書類やペンなどが乱雑に置かれた部屋と、整理整頓された部屋に入ってもらい、ピンポン玉の新しい用途を考えてもらいました。すると、散らかった部屋で作業をしたときのほうが、斬新なアイディアを思いつく割合が高かったのです。

ヴォース教授によると、ものが片づいているときは、人はあらかじめ決まっていることに固執し、反対に散らかっていると、規範から自由になる傾向があるとのこと。

つまり、普段から散らかったデスクで作業しているあなたは、クリエイティブな環境を無意識のうちにつくり上げていた可能性があります。環境の力を借りて、その創造性、どんどん高めていきましょう！

◆乱雑さは創造性を高めるが、意志を奪う

ただ、あなたはよくても、あなたが積み上げたものが、隣のデスクにまではみ出してしまうと、隣の人にとってはとても迷惑です。自分の領域に常に他人のものが置かれているわけですから、それだけでイライラして、生産性が落ちることもありえます。

また、テンプル大学でマーケティングを教えているチェイ教授の調査では、きれいなオ

フィスで仕事をすると、散らかった環境で仕事をするよりも、難しい仕事をやり通す傾向が強まることがわかりました。

チェイ教授は、「乱雑さは、意志を奪う」と指摘しています。

つまり、斬新なアイディアを生み出すには適度に散らかった環境が、しかし、それを実行して形にするには片づいた環境が必要だということです。

だとすると、あなたの伸びしろは、適度に片づけられるようになる、せめて周りの迷惑にならない程度には、というところです！

アクション 2つの片づけポイントを実践する

実は、僕自身、あまり片づけが得意ではないのですが、次の2つの方法を実践するようになってから、デスク周りが比較的片づくようになりました。

慣れてしまえば簡単なので、ぜひやってみてください。

①物の置き場所を決め、すぐそこに戻す

月極めの駐車場では、自分が停めるスペースが決まっているため、各自が必ずその場所

に停車します。だから、いつも整然としていますよね。これと同じように、デスク周りのものも、決めた場所に戻せば散らかりません。ペン、蛍光マーカー、ステープラー、ハサミなど、文具の置き場所を決めて、使ったらすぐに定位置に戻します。

②紙の資料は平置きせずに、立てる

平置きにすると、際限なく積み上げてしまい、下の資料を取り出す際に雪崩《なだれ》が起きることも。資料はすぐにファイリングして、本棚やブックエンドを使って、立てて置くようにします。立てて並べると、最大でも机の幅しか置くことができないので、定期的に資料を捨てる習慣も身につきます。

脳はいざというときにフル稼働するために、普段はあまりエネルギーを使わない「省エネモード」で動いています。

そのため、平常時に「あとで片づけよう」と考えると、省エネモードの脳が判断を後回しにして、少し経つと「優先順位が低いから忘れてＯＫ」と認識してしまいます。

ですから、「あとで」ではなく「今」が、片づける最大のポイントです。

⑥ランチはだいたい、いつも同じものを食べている

ランチに行くお店はいつもほぼ同じ、しかも、頼むメニューもほぼ一緒。

そんなあなたは、買い物をするお店や、通勤時に乗る電車の車両なども、なんとなく決まっているのではないでしょうか。

これは、「現状維持バイアス」が働いているせいです。

現状維持バイアスとは、大きな変化や未知の経験を避けて、これまでどおりを維持したがる心理のこと。

その根底には「得をするより、損が嫌」という、「損失回避性」が横たわっています。

ランチの例でいえば、食べたことがないメニューを頼めば美味しいものに当たる可能性もありますが（＝得）、残念ながら好みではないものに当たる可能性もあります（＝損）。

「好奇心がないの？」と言われても、損するのが嫌で、なかなか新たなチャレンジができないのが、損失回避性が強い人の特徴です。

リフレーミング　生まれながらにして、継続性が備わっている

でも、いつも同じメニューでも満足できる、つまり「飽きない」ということは、一つのことに長く打ち込めるということ。その分野を深掘りできるということでもあります。

ひとつの分野に長く打ち込むのは、人によってはとても難しいものです。

それがナチュラルにできるあなたには、生まれながらの継続性が備わっています。その継続性、大切にしてください！

◆新たな世界に踏み出さなければならないとき

けれど、場合によっては、新たな経験による、新たな視点の獲得が必要になることもあるでしょう。例えば、新企画を始めるとき、あるいは、新しい部署に配属されて従来とは違うやり方になじまなければならないときなどです。

そんなときは、あなたのおなじみの領域から一歩踏み出して、他の世界を見てみることで、解決策が得られることもあります。

というわけで、あなたの伸びしろは、固定化しがちな経験の幅を、必要に応じて広げること、です。

アクション　現状維持バイアスのデメリットを知っておく

そのためには、まず、現状維持バイアスを持ち続けることのデメリットを知っておくとよいでしょう。

現状維持バイアスが強すぎる人の場合、客観的に見れば前進することが明らかに合理的でも、損失回避性が強すぎて、前進できなくなる場合があります。2章①でご説明した、ムチが怖くて迷路を進めなくなったマウスのように、成功するとわかっていても新たなチャレンジができなくなることがあるのです。

このことを知っておくと、「なるほど、成功するためには、適度に新しい経験をしたほうが、損しないんだな」と感じられるのではないでしょうか。

チャレンジする新しい経験は、どんなことでもいいと思います。

それこそ、ランチで季節限定のメニューを試してみるとか、いつも乗る電車の車両を変えてみるとか。使ったことのない文具を使ってみる、というのもいいでしょう。

もしそれで「失敗した」と感じても、「これを選ぶと失敗する、という発見があった」と捉えれば、新たな知見を獲得したということ。つまり、損ではなく、結局は得なんです。

6章 「体力」で〝伸びしろ〟はここまで広がる！

①朝、もしくは夕方は頭が働かない

本書の最後となるこの章では、「体力」について見ていきたいと思います。

「脳の本なのに、体力？」と思った方もいるかもしれませんね。

しかし、近年の研究では、脳そのものは疲れないのではないか、という知見があります。

その一方で、体が疲れることで脳のパフォーマンスが低下することは明らかになっているのです。

だとすれば、体の疲れを取ることで、脳のパフォーマンスは確実に上がるということ。

ここからは、あなたの「体力」に潜む伸びしろを見ていきます。

リフレーミング それでも頑張る真面目な努力家

「朝は頭がボーッとしていて、お昼を過ぎないと頭が動き出さない」という人もいれば、「夕方になると、ちっとも考えがまとまらなくなる」という人もいるでしょう。

しかし、そんな状態でも、仕事を続けようとするあなたは、真面目な努力家です。どんなときも真面目に仕事をコツコツと進められれば、結果は自然とついてきます。ですから、その真面目さはぜひ大切にしてください！

◆それぞれの時間帯で異なる、頭が働かなくなる理由

そんなあなたが、自分の体力について詳しくなり、脳のパフォーマンス低下を避けられる方法を知れば、まさに鬼に金棒。どんどんタスクをこなしていけるようになります。つまり、あなたの伸びしろは、ここになります。

ところで、朝や夕方は頭が働かないという人の場合、どんな体力的な課題を抱えているのでしょう？

まず、「朝がダメ」だという人の場合、体内時計の関係で、体質的に「夜型」である可能性が大。

夜型の人は寝つきが悪く、寝ようと思った時間になかなか寝ることができません。そのため、睡眠不足で午前中は頭が働かない……となりがちです。

次に、「夕方がダメ」という人ですが、こちらは、昼間の疲労が体に蓄積して、そのせい

で脳の処理能力が低下していると考えられます。

厚生労働省がまとめた「健康づくりのための睡眠指針２０１４」では、人間が十分に覚醒して作業を行うことができるのは、起床後12〜13時間が限界としています。つまり、**朝6時に起きる人であれば、午後6〜7時頃が限界**ということです。

では、どうやってこの状況を改善すればよいのでしょう?

アクション❶ 早起きして、長めにウォーキング

「朝がダメ」という夜型タイプは、早めに眠って十分な睡眠時間を確保する必要があります。ただ、早い時間に寝ようと思っても、これまでの習慣から深夜はたいてい目が冴えているため、なかなか寝つくことができません。

そこで逆転の発想。早寝ではなく、早起きの習慣をつけてください。何日か早起きを続けると、否が応でも夜の早い時間に眠くなります。慣れるまではキツイかもしれませんが、慣れてしまえばこっちのものです。

また、朝の通勤時間に歩く距離を少し長めにして、できるだけ朝日を浴びるようにするのもよいでしょう。太陽の光を浴びると、そこで体内時計がリセットされて、規則正しい

睡眠がとれるようになります。

アクション❷ 意思決定が必要な仕事は、お昼までに済ませる

体の疲れが溜まる夕方は、早く仕事を切り上げて帰るに越したことはないのですが、抱えている仕事の量によっては、そうもいかないでしょう。

そんなときは、意思決定が必要な仕事を早い時間に済ませるよう、スケジュールを組みます。体が疲れてくる午後には、単純作業やブレーンストーミングなど、あまり意思決定の必要のないスケジュールを割り振るのです。

そうすることで、効率よく仕事を進められるようになります。

余談ですが、**ヒトラーは、スピーチをあえて夕方に行うというテクニックを用いていました。**

夕方は疲れが溜まって、聴衆の思考力が低下しているので、話の内容を精査せずに受け入れやすくなるからです。それくらい、夕方はまっとうな判断ができなくなるということ。ぜひ覚えておいてください。

②集中力が途切れやすい

もともと脳は、ひとつのことに集中しないようになっています。

人類の祖先が狩りをして暮らしていた時代、例えば見晴らしのよい草原で、ひとつのことに集中していたら、肉食獣のエサにされてしまいます。そうならないよう、あちこちに注意や興味、関心が移るようになっているのです。

だから、あなたの集中力が途切れるのはごく自然なことなのです。

リフレーミング 比較的健康で、雑多な情報量が多い

しかも、そんなときのあなたは、給湯室にお茶を淹《い》れに行ったり、同僚と雑談したりしていると思いますが、そのたびに歩いたり、何かしらの情報をやりとりしているわけです。

つまり、集中して座りっぱなしの人より、比較的健康で、雑多な情報量が多いということ。オーストラリアの研究機関が、座っている時間と総死亡リスクについて調査したところ、**座っている時間が1日に4時間未満の成人に比べて、8～11時間の人は15%、11時間**

以上だと40%増えることがわかっています。

知らず知らずのうちに健康を手に入れていたあなた、その点はよかったですよね。この先、雑談などから手に入れた情報が、役に立つこともあるでしょう。今持っているもの、大切にしてください！

◆集中力維持の秘訣は「体力」にあり！

とはいえ、今日中にこの書類を仕上げたいとか、細かなデータを扱う場合などは、集中力が必要なときもあるでしょう。

必要に応じて集中力を発揮できるようになる。ここがあなたの伸びしろです！

では、どうすれば集中力を発揮できるようになるのでしょうか。

集中力が途切れる理由としては、その仕事に興味が持てずモチベーションが上がらないこともありますが、実は「体力がない」ことが大いに関係しています。

「20代の頃はもっと集中できたのに、最近は……」というあなたは、筋力の低下などが原因で、座っている姿勢を維持するのが困難になっている可能性も大いにあるんです。

アクション❶ 運動する

この場合、必要なのはこまめに運動して、筋力を鍛えることです。

仕事の休憩時間にスクワットをしたり、それが無理なら、違うフロアのトイレに行くなどもよいでしょう。毎日少しずつでも意識して体を動かすことで、筋力を維持することができます。

あるいは、座るときに**背もたれにもたれず、骨盤を立てて座る**のもお勧めです。自然と背筋が伸びるため、腰に負担がかかりません。また、背筋や首筋などの負担も軽減できて、体が疲れにくくなります。同時に、下腹や腰回りの筋肉が鍛えられて、座っているのがラクになります。

アクション❷ 疲れにくいデスク環境を整える

ＩＴの導入が大幅に進み、ほとんどの社会人がパソコン作業に携わるのが一般的になりました。

そこで、厚生労働省によって策定されたのが「ＶＤＴ作業における労働衛生管理のためのガイドライン」（https://www.mhlw.go.jp/content/000539604.pdf）です。

VDTとは、「Visual Display Terminals」の略で、要はパソコンやスマホのこと。このガイドラインには、こうした機器を使う際に疲れにくい照明の明るさや、デスクや椅子の高さ、キーボードの形態などが具体的に記されています。ぜひ参考にしてください。

アクション❸ ゴールは少し遠くに設定する

体力とは関係ありませんが、集中を継続したいときは、ゴールをやや遠くに設定するのがコツです。なぜなら、**脳には「ゴールが近くなると手を抜く」という性質があるからです。**

この本で何度もお伝えした、快楽物質ドーパミンは、「目的を達成できそうだ」という期待に関係しています。しかし、ゴールが近くなり、達成できるのは確実となったとたんに、ドーパミンの作用が消えてモチベーションが保てなくなるのです。

あなたも「終わりが見えたな、あと一息だ」と思ったとたん、まだ仕事が終わっていないのにすでに終わったような気がして、仕事のスピードが自然と落ちる……という経験があると思いますが、まさにこれ。

ですから、「ゴールは、この書類を書き上げるまでではなく、上司の確認作業が終わるまで」など、少し先に設定するのが、集中力維持のポイントです。

③眼を酷使している

体の疲れの中でも、要注意なのが「眼」の疲労です。

先ほどご紹介した、厚生省の「VDT作業における労働衛生管理のためのガイドライン」の中でもっとも懸念されているのが、実は眼精疲労について。

眼精疲労が引き起こす、目の痛みや視力低下、また、目を凝らすことによって起こる慢性的な肩や首の凝りなどを、「VDT症候群（テクノストレス）」とも「IT眼症」とも呼びます。また、**眼を使いすぎると、自律神経が乱れて、イライラや不安感が募り、うつ病を引き起こすきっかけになることもわかっています。**

リフレーミング　疲れても頑張る我慢強い人

「すでにVDT症候群になっているかも」と感じているあなたは、疲労の溜まった体を抱えながらも頑張ることのできる、我慢強い人。その粘り強さ、大切にしてください。

眼精疲労を軽減するには、どうすればよいのでしょう？

アクション❶ 1時間に一度は遠くを見る

眼科では、パソコン作業中は、1時間に10分程度は目を休めることを推奨しています。しばらく目を閉じたり、まばたきをするなどして、眼そのものや眼の周りの筋肉を休ませるのです。

また、定期的に窓の外を眺めるなど、遠くを見るのもお勧めです。

眼のピント合わせは、眼球の中の「毛様体筋《もうようたいきん》」という筋肉が行っているのですが、これが近くを見るときは緊張して縮こまり、遠くを見るとゆるんでリラックスします。

この毛様体筋を調整しているのが、自律神経です。そのため、長時間近くを見続けて、毛様体筋が疲れると、自律神経が乱れて、心身の不調を引き起こすことがあります。定期的に遠くを見て、毛様体筋をゆるめることで、自律神経を休ませてあげてください。

アクション❷ メガネを活用する

デジタル機器を扱う際のストレスを軽減してくれるのが、メガネです。

近年、注目されているのが、ブルーライトをカットしてくれるものでしょう。

ブルーライトは、デジタルディスプレイから発せられる、波長が380～500ナノメートルの青色光で、紫外線に近い波長を持っています。このブルーライトや紫外線のような強い光は、網膜にダメージを与えてしまうことがあります。

では、ブルーライトカットメガネで、実際に眼精疲労が改善されるのかというと、これは、どうやら人それぞれのようです。実際に使ってみて、「眼の疲れがラクになった」という人もたくさんいるので、気になる人は使ってみるとよいと思います。

また、最近では、デジタル機器の使用により、「夕方老眼」「スマホ老眼」と呼ばれる症状を訴える人が、40代を境に増えています。

近くのモニターを見続けることで、毛様体筋や自律神経が疲労して、疲れが溜まる夕方になると、老眼のように近くが見にくくなるというものです。無理して見ようとするため、さらに眼も全身も疲れて、パフォーマンスが低下してしまいます。

40代は実際に老眼が始まる年代でもありますから、老眼鏡をつくるのもいいでしょう。

早い人では、30代でも症状が出ることがあるので、モニターが見づらいと感じたら、一度眼科で相談してください。作業がずいぶんラクになり、全身の疲労も軽くなるはずです。

④常に全身がだるい

目のケアをしっかりしても、疲労感がなかなか抜けないという人も多いはず。言うまでもなく、働きすぎで全身が疲れているからです。

疲労回復には睡眠がもっとも効果的ですが、懸命に働いて脳をフル稼働している人ほど、緊張から目が冴えて、夜になってもなかなか寝つけないことがあります。

リフレーミング　ちょっと頑張りすぎ

常に精神を張り詰めて仕事に打ち込むあなたは、精神力の強い、とても逞《たくま》しい人。その精神力は見上げたもの……ですが、ちょっと頑張りすぎかもしれません。そんなあなたの伸びしろは、ぐっすり眠って、体の慢性的なだるさを取り除けるようになることです。

きちんと睡眠をとるためには、過敏になっている交感神経を鎮めて、リラックスを司る副交感神経に働いてもらう必要があります。

特に、30代以降は「副交感神経を優位にすること」を意図的に行ってください。

実は、交感神経の働きは歳を重ねてもあまり変わりませんが、副交感神経の働きは年齢とともに低下するため、交感神経だけが強く働くアンバランスな状態になりやすいのです。

順天堂大学の研究チームが行った「年齢別の副交感神経活動レベル」調査の結果でも、男女とも20代以降は副交感神経の活動レベルがどんどん低下することがわかっています。

つまり、**年を重ねるとリラックスしづらくなることで、疲労が溜まっていくのです。**

ちなみに、副交感神経を優位にするには、さまざまな方法があります。

例えば、大好きなペットに触れる、ラベンダーなど鎮静効果のあるアロマをたく、蛍光灯を消して明るすぎない間接照明にする、などです。

アクション❶ バスタブにお湯を張って入浴する

中でももっともお勧めなのが、シャワーではなく、バスタブにお湯を張って行う「入浴」です。入浴には次の3つの作用があり、疲労回復やリラックスにとても効果があります。

①温熱作用

入浴により、全身を温めることで、血行がよくなり、体内の老廃物などが除去されます。また、**37〜39℃のぬるいお湯に10分以上ゆっくりつかると、副交感神経が刺激されて、心身の緊張感がほぐれます。**

②水圧作用

水圧によって心臓の働きが活発になり、やはり全身の血行がよくなります。単に体を温めるよりも、疲労回復が早まります。ただし、肩までつかる全身浴は、水圧で腹部が押され横隔膜が持ち上がり、心臓を圧迫しがちになるので、半身浴がお勧めです。

③浮力作用

浮力によって全身にかかる負担が軽くなり、体がほぐれ心身共にリラックスします。

ただし、お湯の温度を42℃以上にすると、交感神経が刺激されて、かえって目が冴えてしまうので、湯温はぬるめに設定しておきましょう。

また、ベッドに入る1〜2時間前からの、深部体温の下がり方が急激であるほど、入眠モードに入りやすいことがわかっているので、可能なら、就寝の2時間前に入浴できればベストです。

アクション❷ 入浴中に、腹式呼吸を行う

バスタブに使っている間に、呼吸を意識するのもお勧めです。

このときにやってほしいのが、「ゆっくりとした腹式呼吸」です。

腹式呼吸をすると、肺の下の横隔膜が上下に動きます。この横隔膜に自律神経が密集しているので、ゆっくり呼吸するほどに、自律神経が「交感神経をパワーダウンして、副交感神経をオンに」という指令を出すようになります。

できれば5~10分程度、鼻から息を吸い込み、鼻から吐く、腹式呼吸を繰り返しましょう。そのときは、鼻腔を通る空気の流れだけに意識を集中すると、一日中膨大な情報にさらされた脳がリセットされて、頭がスッキリします。

入浴に、腹式呼吸の合わせ技を加えることで、徐々に眠れるようになり、日中のだるさも消えていきます。

ときには、自分の口癖のせいで、心身の疲労が溜まりやすい環境を、わざわざつくりあげている人もいます。

それが「めんどくさい」が口癖の人です。

⑤「めんどくさい」が口癖

「めんどくさい」が口癖の人は、「気分一致効果」により、あらゆるものごとのなかの面倒な面だけに視点を合わせてしまうという癖があります。

例えば、オフィスに到着したとき、タッチの差でエレベーターが行ってしまったとしましょう。

そんなとき、ポジティブな人であれば、「行っちゃったけど、待ってる間に今日やることの優先順位を決めてしまえばいいか」など、待ち時間をうまく使う方法を自然と見出すことができます。

しかし、「めんどくさい」と考えがちの人は、「なんだよ、これで3分はロスだ。一日のスタートでイライラさせられてリズムが狂うじゃないか……」と損失ばかりが目について、ストレスをためてしまいます。

このように、あらゆることの「めんどくさい面」しか目につかないせいで、どんどん気力が落ちていき、体を動かすのも嫌になります。すると、やるべきことが先延ばしされて、どんどん溜まっていきます。溜まったものを片づけるには、通常の何倍も気力と体力が要ります。

こうして「めんどくさい」と考えるだけで、心身共に疲労が溜まる、悪循環に陥っていくのです。

リフレーミング 必要な段取りが瞬時にわかる

とはいえ、何をするにも「めんどくさい」というあなたには、先見性が備わっています。

例えば、「あのお客さんに、資料送っておいて」と上司に言われて、「え～、めんどくさいなぁ」となるのは、言われたとたんに、お客さんがしそうな反応が頭に浮かんで、「文句言われないためには、他にも、アレとアレの資料も揃えなきゃ」となんとなく思い浮かぶから。

必要なものや段取りを瞬時に理解できる能力は、社会人には必要不可欠です。その先見性自体は、これからも大切にしてください。

ただし、あなたの先見性は、「気分一致効果」のせいで、ネガティブな範囲でしか働きません。

だとすれば、あなたの伸びしろは、**「ポジティブな先読み」もできるようになること。**

そうすることで、疲労が溜まりづらい環境を自分でつくりだすこと、です！

アクション❶ 使う言葉を替えてみる

そのためのテクニックは、実に簡単。

「めんどくさい」と言いそうな自分に気づいたら、その言葉を強引に、「燃えてきた」「面白くなってきた」などに変えるのです。

そんなことは微塵《みじん》も思っていなくても、あえてそう考えることで、「気分一致効果」により、脳が自動的に「燃えたくなること」「面白がれそうなこと」を探し始めます。

先ほどのエレベーターの例でいえば、「乗り遅れて3分始業が遅くなった……ってことは、3分どこかの作業を効率化すればいいんだな。じゃあ、その方法を考えてやる！」など、ポジティブな可能性が目につくようになるのです。

たったそれだけで、「めんどくさい」がなくなり、気づけば自然と動けるようになります。

試しにこの場で「燃えてきた」「面白くなってきた」とつぶやいてみましょう。

なんだか楽しくなってきませんか?

アクション❷ 積極的に散歩する

さらに、「めんどくさい」が口癖の人には、あえて積極的な外出をすることがお勧めです。

普段から、あらゆることを「めんどくさい」と思っている人の場合、脳が究極の省エネタイプで、体を動かすことを嫌う傾向があります。

そのため、体力が低下していて、よけいに動くのが億劫になっていることがあるのです。

ですから、ランチに出るときはいつもより少し遠くまで足を延ばしてみる、休憩時間はこまめにコンビニに行くなど、ちょっとした外出を意識してみてください。

脳の「やる気スイッチ」である「淡蒼球」は、筋肉を動かすとオンになります。

ですから、歩いているうちにやる気がじわじわと湧き上がってくることがあるのです。

軽い散歩で、やる気も体力も戻ってきますから、時間に余裕があるときは、ぜひ歩いてください。

⑥休日も仕事が気になってリラックスできない

せっかくの休日も、仕事が気になって、ちっとも気が休まらないという人もいるでしょう。

というのも、やはりあなたにも、先見の明があるからです。

「あの仕事の納期は2週間後だけど、時間が足りなくなりそうだから、休日とはいえ今からやっておいたほうがいいのは確かなんだよな……できる人はこういうとき、土日でも資料作成とかしちゃうんだろうな」とか、「水曜の会議の前に、部長にあらかじめ発言内容を伝えておいたほうが、驚かれずにすむな」など。

先々に潜むリスクが見えるから、今しておいたほうがよいことがわかり、ジッとしているのが不安でたまらなくなります。

リフレーミング　先見性と適応力がある

そんなあなたは、その先見性で、日々変わりゆく世界を見通して対処できる、適応力に秀でた人です。これからも変化のスピードはますます速まります。ですから先見性と適応力、大切にしてください！

とはいえ、しっかりと休暇を取ることで、心身の、そして脳の生産性も上がるわけですから、「意識的に休暇を取れる自分」になっておくことは、とても大事なことです。

つまり、あなたの伸びしろは、「休日は、気持ちを切り替えて、しっかり休む」ができるようになること。

では、どうすれば気持ちの切り替えがうまくできるようになるのでしょうか？

アクション　アクティブレストを取る

僕が個人的にやっていることで、効果を実感しているのが、「アクティブレスト」を積極的に取ることです。

休養には、一日中ゴロ寝するなど体を動かさずに休む「パッシブレスト（passive rest：受動的休養）」と、あえて体を動かすことで代謝を促して疲労を回復させる「アクティブレスト（active rest：積極的休養）」があります。

まず必要なのは、体の休養を十分にとる「パッシブレスト」ですが、体の疲れが気にならないようであれば、積極的に「アクティブレスト」を取ってみてください。

お勧めなのが、ウォーキングやスローペースのジョギング、水泳といった有酸素運動です。これによって血液循環がよくなり、代謝が促されて、体内に溜まった疲労物質が押し流されます。また、脳血流もよくなることから、認知能力が強化されることもわかっています。

さらに、適度な有酸素運動を行うと、精神を安定させる神経伝達物質「セロトニン」が分泌されるので、折れにくいメンタルを手に入れることも可能です。

ただし、ぐったりするほどハードな運動をすると、かえってセロトニンは分泌されなくなります。休日は疲れすぎない運動を心掛けるとよいでしょう。

体がさほど疲れていないようであれば、「休日は寝だめしよう！」ではなく（ちなみに、脳的に見ると、寝だめをしても脳機能は回復しないことがわかっています）、通常どおりの睡眠時間をとったら、普段はなかなか会えない人に会いに行ったり、行けない場所へ出かけてみてください。

体も頭もリフレッシュして、「また、頑張って働こう！」という気力が戻ってくるのです。

おわりに

アルバイトを何にするか考えるとき、昔は「バイト探し」と言っていました。しかし最近では「バイト選び」と言うそうです。ふたつは、似ているようで大きく違います。

「何かいいの、ないかな」と、自分の外側にあるであろうものを探しているうちは、ついつい世間での評価や、外側から見えやすい条件面で判断しがちになり、「これこそ自分の求めていたものだ！」というものが何かは、実際にはなかなかわからないことが多いように思います。しかし後者は、自分の内側、つまり自分がすでに持っている能力、適性や興味関心と照らし合わせてふさわしいものを「選ぶ」。

「探し」ているうちは、いつまでたってもどこかに理想的な答えがあるような気がして迷い続ける「青い鳥症候群」にもなりかねないと思います。「選ぶ」なら、しっかりと自分というものを把握した状態で冷静に見極められる。

ロケットに例えれば、探している間はがんばってもがんばっても重力圏内を抜けられず地球の周りをぐるぐる回ってしまっていたのが、「選ぶ」になったとたん、大気圏を抜けて成層圏に突入していくような、そんなイメージでしょうか。

仕事をしている私たち大人には、これまでの経験から、苦手意識が災いして、脳が眠らせてしまった能力がたくさんあります。

そんな能力の存在を自覚して、必要に応じて選び出し、使いこなすことができたら、できることはまだまだ、どんどん増えていくはずです。これが、脳神経外科医としてこれまで数多くの患者さんと向き合ってきて、最も皆さんにお伝えしたいことでした。

人は、限界の壁にぶち当たったとき、自分の外に解決法を見出だそうとします。さまざまなビジネススキルを身につけるのも、そうした行為の一環です。

ただ、わざわざ外に「探しに」行かなくても、可能性はまだまだ自分の中に眠っています。それを忘れて外側だけに希望を求めることは、自分の能力を過小評価して、大切な自分をないがしろにするのと同じことではないでしょうか。

必要なのは、再び「自分の内側」を覗《のぞ》いてみること。もう十分な大人でも、まだまだ可能性はあるのです。この本で書いたことは、年齢は関係ありません。

自分さえ、大切な自分自身をないがしろにしなければ、まだ眠っているすばらしい能力を見出して、人生を豊かにするために使うことができると、私は信じています。

あなたは、すばらしいパワーを既に持っているのです。

青春新書
INTELLIGENCE

こころ涌き立つ「知」の冒険

いまを生きる

"青春新書"は昭和三一年に――若い日に常にあなたの心の友として、その糧となり実になる多様な知恵が、生きる指標として勇気と力になり、すぐに役立つ――をモットーに創刊された。

そして昭和三八年、新しい時代の気運の中で、新書"プレイブックス"にその役目のバトンを渡した。「人生を自由自在に活動《プレイ》する」のキャッチコピーのもと――すべてのうっ積を吹きとばし、自由闊達な活動力を培養し、勇気と自信を生み出す最も楽しいシリーズ――となった。

いまや、私たちはバブル経済崩壊後の混沌とした価値観のただ中にいる。その価値観は常に未曾有の変貌を見せ、社会は少子高齢化し、地球規模の環境問題等は解決の兆しを見せない。私たちはあらゆる不安と懐疑に対峙している。

本シリーズ"青春新書インテリジェンス"はまさに、この時代の欲求によってプレイブックスから分化・刊行された。それは即ち、「心の中に自らの青春の輝きを失わない旺盛な知力、活力への欲求」に他ならない。応えるべきキャッチコピーは「こころ涌き立つ"知"の冒険」である。

予測のつかない時代にあって、一人ひとりの足元を照らし出すシリーズでありたいと願う。青春出版社は本年創業五〇周年を迎えた。これはひとえに長年に亘る多くの読者の熱いご支持の賜物である。社員一同深く感謝し、より一層世の中に希望と勇気の明るい光を放つ書籍を出版すべく、鋭意志すものである。

平成一七年　　刊行者　小澤源太郎

著者紹介

菅原道仁〈すがわら みちひと〉

脳神経外科医。菅原脳神経外科クリニック院長、菅原クリニック 東京脳ドック理事長。杏林大学医学部卒業。クモ膜下出血や脳梗塞などの緊急脳疾患専門医として国立国際医療研究センターに勤務後、脳神経外科専門の北原国際病院に15年間勤務。その診療経験をもとに「人生の目標から考える医療」のスタイルを確立する。2015年に菅原脳神経外科クリニック（東京都八王子市）を、2019年に菅原クリニック 東京脳ドック（港区赤坂）を開院。心や生き方までトータルにサポートする診療を日々続けている。『名医のTHE 太鼓判！』(TBS系) 等テレビ出演多数。脳のしくみについての独自のわかりやすい解説が支持されている。著書に『そのお金のムダづかい、やめられます』(文響社) 等がある。

すぐ怠《なま》ける脳《のう》の動《うご》かし方　青春新書 INTELLIGENCE

2020年1月15日　第1刷

著者　菅《すが》原《わら》道《みち》仁《ひと》

発行者　小澤源太郎

責任編集　株式会社プライム涌光

電話　編集部　03(3203)2850

発行所　東京都新宿区若松町12番1号 〒162-0056　株式会社青春出版社

電話　営業部　03(3207)1916　振替番号　00190-7-98602

印刷・中央精版印刷　製本・ナショナル製本

ISBN978-4-413-04590-2